歯科医院の**イライラ**によく**効く**アンガーマネジメント

誰でもすぐにできる **48** のメソッド

歯科衛生士
浅野 弥生

デンタルダイヤモンド社

はじめに

　いま本書を手にとってくださっているあなたは、「怒りやイライラによってもたらされる現状を変えたい！」と悩みを抱えていませんか？
「イライラが充満し、院内の雰囲気が悪い」（スタッフの離職率が高い）
「些細なことでイライラする」（スタッフとうまくコミュニケーションがとれない）
「ムカつくことがあっても我慢してしまう」（イライラが爆発し、キレてしまう）
「院長と言い合いの喧嘩をしてしまう」（意思疎通がとれず、診療がスムーズに進まない）
「嫌いなスタッフがいて、仕事が楽しくない」（仕事を辞めたい）
　多分、あなただけではなく、多くの方が同じように悩んでいます。そのような悩みを、アンガーマネジメントを知ることで解消できるかもしれません。
　怒りの原因が自分以外にあると認識しているうちは、「怒りっぽいあの人をどうにかしたい！」、「あの人にこそアンガーマネジメントを知ってほしい！」と、相手を変えようと考えがちです。実は、アンガーマネジメントは相手を変えることを目的としているわけではありません。
　でも、残念に思わないでください。相手が変わらないと自分のイライラやモヤモヤがなくならないとしたら、それは「相手の感情の奴隷」です。アンガーマネジメントができるようになると、自分の認知や行動が変わり、相手に振り回されず、自分で感情を決められるのです。また、自分が変わることで、結果として相手が変わることも十分に考えられます。
　人はイライラしていると、集中力や冷静さを失うといわれます。医療の現場で働いている私たちが集中力を欠いて、患者さんに不利益があってはなりません。また、患者さんだけではなく、私たち自身の心と身体の健康のためにも、アンガーマネジメントは有用です。
　本書はDHstyleで1年間連載した「挑戦！　怒りに振り回されないアンガーマネジメント」をベースに、歯科医院で起こるイライラへの対処法を大幅に加筆したものです。身近に感じられる具体例を多く盛り込みましたので、ぜひ参考にしてください。そして、ともに働くスタッフのみなさんでアンガーマネジメントに挑戦してもらえたら幸いです。

CONTENTS

1章 アンガーマネジメントとは？
- 01 怒りと上手に付き合おう …… 8

2章 「怒り」のメカニズム
- 01 怒りってどんなもの？ …… 12
- 02 「怒り」は第二次感情 …… 14
- 03 問題となる４つの怒り …… 16
- 04 私たちを怒らせるものの正体 …… 18
- 05 怒りが生まれるまでの３ステップ …… 20
- 06 怒りの性質 …… 22

3章 自分の怒りのタイプを知ろう
- 01 アンガーログ〜最近どんなことで怒った？〜 …… 26
- 02 べきログ〜自分の大切にしている価値観は何？〜 …… 28
- 03 ３コラムテクニック〜違った視点で捉えよう〜 …… 30
- 04 アンガーマネジメント診断 …… 32

4章 ソリューションフォーカスアプローチ
- 01 行動のコントロール …… 38
- 02 なぜ・どうして？の原因志向とどのようにしたら？の解決志向 …… 40

5章 アンガーマネジメントに基づいた叱り方

- 01 怒ると叱るは同じ？ …… 43
- 02 やってはいけない叱り方 …… 45
- 03 叱って好かれる人、嫌われる人 …… 48

6章 怒らない伝え方

- 01 アサーティブコミュニケーション …… 52
- 02 Iメッセージ …… 56

7章 アンガーマネジメント簡単テクニック

- technique 1 呼吸リラクゼーション …… 60
- technique 2 ストップシンキング …… 61
- technique 3 スケールテクニック …… 62
- technique 4 グラウンディング …… 63
- technique 5 カウントバック …… 64
- technique 6 タイムアウト …… 65
- technique 7 ミラクルデイエクササイズ …… 66
- technique 8 24時間アクトカーム …… 67
- technique 9 ハッピーログ …… 68
- technique 10 プレイロール …… 69
- technique 11 身体リラクゼーション …… 70
- technique 12 べきログ …… 71

Anger Management

章 歯科医院で起こるイライラへの対応

- 01　クレームを言う患者さんへの対応 …………………………… 74
- 02　いつも遅刻をする患者さんへの対応 ………………………… 78
- 03　歯周病治療に積極的ではない患者さんへの対応 …………… 80
- 04　治療中に寝てしまい、口を開けてくれない患者さんへの対応 …… 82
- 05　話が長く治療が進まない患者さんへの対応 ………………… 84
- 06　休みがちな臨床実習生への対応 ……………………………… 86
- 07　積極性がみられない臨床実習生への対応 …………………… 88
- 08　インカムで返事をしないスタッフへの対応 ………………… 90
- 09　悪口を言うスタッフへの対応 ………………………………… 92
- 10　スタッフルームを汚すスタッフへの対応 …………………… 96
- 11　LINEやSNSでのやり取りを苦痛に感じるときの対応 …… 98
- 12　服装やメイクが派手なスタッフへの対応 …………………… 100
- 13　「練習します！」と返事ばかりよく、何もしないスタッフへの対応 …… 102
- 14　注意すると、ふてくされるスタッフへの対応 ……………… 104
- 15　言いわけばかりで謝らないスタッフへの対応 ……………… 106
- 16　スタッフに八つ当たりする院長への対応 …………………… 108
- 17　患者さんを待たせる歯科医師への対応 ……………………… 110
- 18　子どもが泣きわめき、言うことを聞かないときの対応 …… 114

column

- 01　娘からの手紙 …………………………………………………… 10
- 02　感情日記をつける ……………………………………………… 17
- 03　パワーハラスメント …………………………………………… 29
- 04　感謝を言葉で伝えよう ………………………………………… 58
- 05　学習の5段階レベル …………………………………………… 72

アンガーマネジメントとは？

怒りと上手に付き合おう

ANGER 01

アンガーマネジメントとは、1970年代にアメリカで開発された、怒りやイライラの感情とうまく付き合うための心理教育プログラムです。当初は、ドメスティック・バイオレンス（DV）や軽犯罪者などを矯正するために実施されていました。現在は日本でも、企業での社内教育のほか、子育てに悩む保護者、また医療や介護の現場などで広く行われ、認知度が高まっています（図1）。

講演会などで聴講者から、「アンガーマネジメントができるようになると、怒らなくなるのですか？」という質問をよく受けますが、決してそんなことはありません。怒りは人間にとって自然な感情であり、なくすことはできません。しかし、怒ったときにしてはならないことがあります。それは"反射"です。

古代ギリシャの数学者であるピタゴラスは、「怒りは無謀をもって始まり、後悔をもって終わる」という名言を残しています。"計画的"に怒りを伝える（怒ると決めて怒る）ことと、"衝動的"に怒りを伝える（とっさに反射して言い返したり、やり返したりする）ことでは、同じ"伝える"でも違いがあります。

計画的に怒りを伝えることができたら、「あんな言い方をしなければよかった……」と後悔せずにすみます。逆に、怒りを我慢してしまうことで、「あのときにちゃんと伝えておけばよかった……」と後悔してしまうかもしれません。

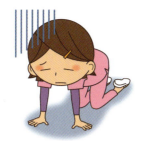

自分を傷つけない

「自分はなんてダメな人間なんだ……」と責める行為も、自分を傷つけている

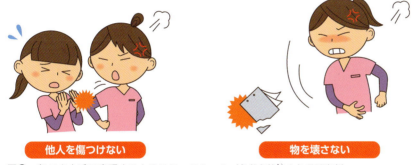

他人を傷つけない

物を壊さない

図❶　怒りを上手に表現するための３つのルール（参考文献[1]より引用改変）

　アンガーマネジメントは、怒らなくなることが目的ではありません。怒ってもいいのです。しかし、怒りの感情に対し、咄嗟に間違った対処をして後悔しないよう、自分の価値観や考え方、伝え方を変容させることが大切です。アンガーマネジメントは、適切な問題解決やコミュニケーションに活かすことができる心理トレーニングの一つなのです。

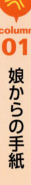

column 01 娘からの手紙

　ある日、当時4歳の娘から手紙をもらいました。
「なんでままそんなにおこるの？　これからはおこってもいいけどやさしくおこってね。おこるときはだいきらいだけど、おこんないときはだいすきだよ」
　これを読んで、私はハッとしました。
　私はどんな怒り方をしていたのだろう。カーッとなり、周りが見えなくなってしまうことは、誰にでもあり得ます。しかし、相手に自分の気持ちが伝わっていないのなら、元も子もありません。
　そして、娘はわかっていました。「おこってもいい」ということを……。
　子どもは、親の叱り方をコピーします。私は「怒りを上手に表現できるようになって、それを子どもたちにもコピーしてもらいたい」と感じています。これが、アンガーマネジメントに取り組んでいる理由の一つです。

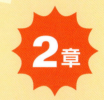

「怒り」のメカニズム

怒りってどんなもの？

　そもそも、怒りとは何なのでしょうか？　私たちは小さいころ、「怒ってはダメ」、「怒るなんてみっともない」などと躾けられてきたものの、怒りに対する具体的な対処法を学ぶ機会はありませんでした。また、そのように躾けられたことで、怒り自体に悪い印象をもっていませんか？　しかし、怒りは決して悪いものではありません。出来事や物事に対して、何らかの感情を抱くのは自然なことであり、その感情によいも悪いもないのです。

　では、怒りという感情の役割を考えてみましょう。たとえば、院長に『片づけてほしい』旨を伝える際、「○○先生。出したものをもとの場所に片づけていただけると助かります」と、怒らずに伝えることができるのに、「○○先生！　出したものは片づけてください！（何度言ったらわかるの！　いい加減にしてよね！）」と怒った経験はありませんか（図1）？　このように、相手に何かをお願いするときに、伝達手段として怒りの感情を使うことがあります。

　また、動物にとって、怒りは防衛反応です。動物が身の危険を感じると、脳内からアドレナリンを分泌し、全身の筋肉が緊張状態となります。そして、心拍数は上昇し、全身の血流は増加します。すなわち、闘う、もしくは逃げる準備をするのです。同じように、人間も自分の身を守るため、怒りの感情を使います。

　施術中に患者さんの顔の上にデンタルミラーを落としてしまったら、「危ないじゃないか！」と怒鳴られるかもしれません。それは患者さんにとって

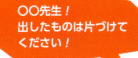
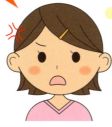

図❶　伝達手段として怒りの感情を使う

防衛反応であり、本能的な怒りの表れです。このように、怒りは悪いものではなく、大切な役割があることがわかります。
「愚痴でイライラを解消できる」
「怒れば他人を動かすことができる」
「怒りはコントロールできない」
という考えは誤解です。怒りの感情と上手に付き合うためには、怒りがどんなものであるのかをしっかり理解し、向き合うことが大切なのです。

ANGER 02 「怒り」は第二次感情

「いつもだったらこんなことでイライラしないのに、今日はなんだかイライラする！　腹が立つ！」

そんな日はありませんか？　もしかしたら、あなたの心のコップが、第一次感情でいっぱいになっているかもしれません。

第一次感情とは、「不安・疲れた・苦しい・悲しい・いやだ」といったネガティブな感情です。このような感情がたくさん溜まり、心のコップがいっぱいになると、「怒り」となって表れます（図1）。

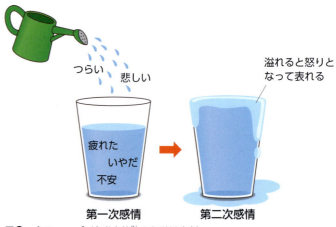

図❶　心のコップ（参考文献2）より引用改変）

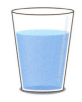

心のコップが小さいと……
- 怒りやすく、怒られ弱い
- 他人の価値観の許容範囲が狭い
- なぜ相手が怒っているかが理解できず、過剰に反応してしまう

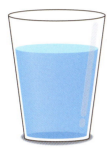

心のコップが大きいと……
- 怒りにくく、怒られ強い
- 他人の価値観の許容範囲が広い
- 相手が怒っていても、「そういう考えもあるな」と自然に考えられる
- 相手の価値観に同意しなくても、理解はできる

図❷　心のコップの大きさの違い（参考文献[3]より引用改変）

　この心のコップの大きさは、人それぞれ異なります。紙コップくらいの人もいれば、大きなバケツくらいの人もいますし、ダッペンディッシュくらいの人もいます。アンガーマネジメントに取り組むと、心のコップを大きくすることができます。そうすることで、無駄なイライラに振り回されなくてすむようになるのです（図2）。

　この仕組みを知ることで自身が抱える第一次感情にも目を向け、自分の感情を大切にすることもできます。心のコップがいっぱいになる前に、ぜひご自身の感情と向き合ってみてください。

ANGER 03 問題となる4つの怒り

　怒ることが決して悪いわけではありませんが、人間関係を壊しかねない問題となる怒りもあります。たとえば、周りに次のような人はいませんか？
「一度怒り出したら、制止できないほど激しく怒る」
「『前もあんなことあったよね！』と根にもつ」
「いつもイライラしている」
「物を蹴飛ばしたり壊したりする」
　このような怒りの表現は後悔に繋がりやすく、コミュニケーションがとりにくくなってしまいます。また、問題も解決できず、院内をはじめ周囲の環境も悪くなります。自分の怒りを正確に相手に伝えるためにも、問題となる4つの怒りを頭に入れ、自分の怒りの表現がこれらに当てはまっていないか、意識してみましょう（**表1**）。

表❶　問題となる4つの怒り（参考文献[1]より引用改変）

タイプ	特性
強度が高い	一度怒ると止まらない、強く怒りすぎる
持続性がある	根にもつ、思い出し怒りをする
頻度が高い	しょっちゅうイライラする、カチンとくることが多い
攻撃性がある	他人を傷つける、自分を傷つける、物を壊す

column 02 感情日記をつける

「怒り」にまつわる出来事を記録するアンガーログ（P.26参照）というものがあります。私の場合、「楽しい」、「うれしい」などのプラスの感情も、一緒に記録しています。

記録して改めて見直すと、「いつも無意識に、たくさんのことを感じながら過ごしているのだな」と気づかされます。

アンガーマネジメントを行うにあたっても、自分の第一次感情が何であったかに目を向けないと対処できないこともあるので、感情の記録はよいトレーニングにもなっています。

感情日記をつけられるスマートフォンのアプリなどもたくさんあります。みなさんも、取り組んでみてはいかがでしょうか？

私たちを怒らせるものの正体

　実際のところ、「言うことがコロコロ変わる院長に腹が立つ！」、「自分から挨拶をしてこない後輩にイライラする！」、「大して仕事もできないのに威張ってる先輩がムカつく！」など怒りの原因は、誰かや、何か出来事にあると思ってしまいがちです。しかし、実は、「怒り」の感情は自分自身が大切にしている価値観から生まれるのです。
　「院長は信念をもち、医院を引っ張っていくのが当たり前」、「後輩は自分から挨拶をするべき」、「先輩だからって威張るべきではない」といった価値観をもっているということなのです。
　このように、自分にとって「こうあるべき・○○して当たり前だ」という理想と現実にギャップがあると、腹が立ちます。
　価値観は人それぞれ違います。同じように「挨拶はするべき」と思っていても、絶対後輩から挨拶をするべきと考える人もいれば、気づいた人から挨拶すればいいと考える人もいます。自分と相手がどんな価値観をもっているか、またその程度を知ることが重要です。自分と相手の価値観が同じか否かだけではなく、これなら許せるという許容範囲を広げることで、イライラを軽減できます（**図1**）。
　どうしても許容できない場合は、自分の価値観を相手に伝える努力をしましょう。決して大きな声で怒鳴って、怒りながら伝える必要はありません。感情的に伝えるのではなく、私は悲しい、困っている、怒っているとIメッセージ（P.56～57）で「感情」を伝えることが大切です。

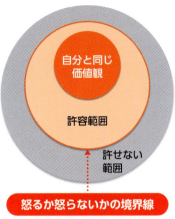

怒るか怒らないかの境界線

この境界線を広げる努力と安定させる努力で怒りにくい体質になる

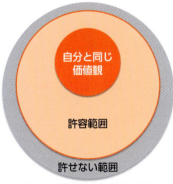

- 他人の価値観も受け入れられる
- 怒りにくくなる

- 他人の価値観を受け入れられない
- 怒りやすくなる

図❶　価値観「べき」の境界線（参考文献[3]より引用改変）

怒りが生まれるまでの3ステップ

ANGER 05

　怒りの感情は、「出来事に遭遇する」→「出来事に意味づけをする」→「怒りの感情が生まれる」という3ステップで生まれます。私たちは同じ出来事を体験していても、そのときの心のコップの状態や環境によっては「意味づけ」が変化します。

　たとえば、実習生にアルジネート練和をお願いしたところ、硬化させてしまったとします。「最初からできる人はいないし、わざと硬化させたわけじゃないよね」と思えるときと、「なんでこんなこともできないの!?　この忙しいときに！」とイライラしてしまうときがあります（**図1**）。

　この意味づけは瞬時に行われることがほとんどで、普段から意識していることは少ないのです。どう受け止めるかを冷静に考え、出来事に対してどう意味づけするかを自分で選択しましょう。そうすることで、怒りに振り回されることが少なくなります。

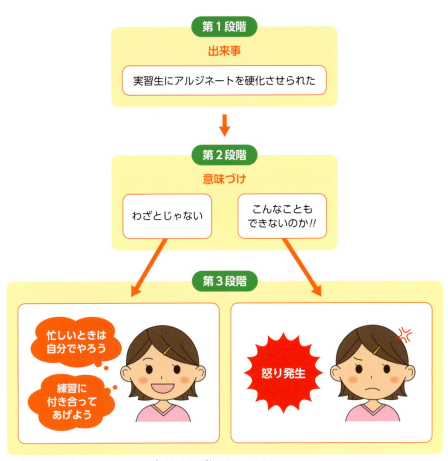

図❶　怒りが生まれる3ステップ（参考文献[2]より引用改変）

ANGER 06 怒りの性質

1．怒りは高いところから低いところへ流れる

　怒りのエネルギーは、水のように、高いところから低いところへ流れる性質があります。

　たとえば、一般的な歯科医院であれば、院長が怒っているとそのエネルギーは若手の勤務医、または歯科衛生士のチーフクラスへと流れ、さらにそのエネルギーは他のスタッフへと流れていきます。このように、高いところから低いところへとどんどんと連鎖していってしまうのです。患者さんを中心に据えて、チーム医療を行っている私たちは、こうした怒りのエネルギーの連鎖をどこかでストップさせなければなりません（図1）。

2．怒りは伝染する

　機嫌の悪いスタッフが一人でもいると、なんだか診療室の雰囲気まで悪くなることがあります。イライラしてわざと足音を立てながら歩いたり、パソコンのキーボードを強く打ったり、グローブを投げ捨てるようにゴミ箱に入れたり……。怒りだけではなく、感情というものは人に伝染していきます。ニコニコと笑顔が絶えない人の周りには、やはり笑顔の人が集まります。自分の怒りを周囲の人に伝染させてはいないか、ぜひ意識してみてください。

3．身近な人に対して強くなる

　怒りは、身近な人を対象に強く表れる性質があります。みなさんにも経験があるかもしれません。自分の家族やパートナー、親しい友人などには「自分のことをわかってほしい」という期待や、「相手をコントロールできるのでは

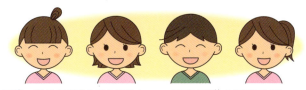

図❶　怒りの連鎖を断ち切ると……（参考文献4）より引用改変）

ないか」という思い込みが働いてしまうからです。身近な相手は自分にとって大切な存在です。だからこそ、この性質を知ることで、相手は自分とは違う価値観であることを認識し、感情的にぶつからないように注意しましょう。

4．いろいろなところに怒りをぶつけてしまう

　怒りをうまく表現できなかったり、コントロールできない場合、八つ当たりしてしまうことがあります。八つ当たりとは、怒りや不満を、関係のない人に向けて発散することです。「むしゃくしゃして」などを理由に他人にあたったり、物にあたったりしてしまっては、怒りを表現する際の3つのルールに反してしまいます（P.9、図1参照）。

5．プラスのエネルギーになる

　怒りの性質は悪いものばかりではありません。怒りをうまくコントロールできれば、それを有効に使うことも、生産的に使うこともできます。

　たとえば新人のころ、印象採得がうまくできずに歯科医師に怒られ、何度も悔しい経験をしたとしても、「くそー！　絶対にうまくなって見返してやる‼」と奮起する気持ちをもつと、それ自体が己の行動を変えるきっかけとなります。起きた出来事に関してどう意味づけするかは、自分の選択にかかっているのです。

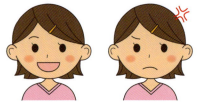

自分の怒りのタイプを知ろう

アンガーログ
～最近どんなことで怒った？～

すごく腹が立った出来事でも、改めて考えてみるとなぜそんなに怒っていたのか、何に腹が立ったのか、イマイチ理解していないことがあります。

しかしそこで、そのとき腹が立ったことを記録することで、自分の怒りの傾向を知ることができます。それをアンガーログといいます（**図1**）。アンガーログを書き留めていくことで、自分は何がきっかけで怒りやすいのか共通点を見出しやすくなり、効果的な対処法を選択しやすくなります（**図2**）。

また、自分の怒りを「見える化」することで、冷静になって気持ちの整理

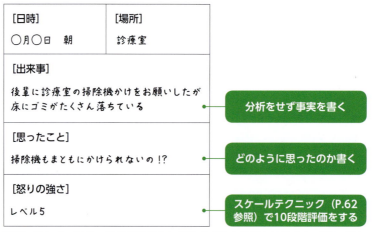

図❶　アンガーログ。怒りを感じたときにすぐ書くのがオススメ！「思い出し怒り」に繋がりやすくなるため、後から無理やり思い出して書く必要はない（参考文献[2]より引用改変）

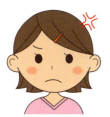

アンガーログを振り返ると……

- 床にゴミが落ちている！
- ブラケットテーブルの上が汚い！
- スタッフルームが散らかっている！
- 技工室の模型が整理されていない！
- 超音波スケーラーのチップを失くされた！

そこからみえてくる共通点とは？

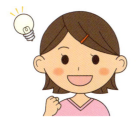

そっか！　院内環境が整っていないことに腹を立てやすいのかもしれない！
じゃあ、院内環境を整えるためどうしたらよいか考えよう

図❷　怒りの共通点がみえれば、解決法もみえてくる（参考文献[2]より引用改変）

がつけやすく、怒りやすい自分を変えられるかもしれません。

　腹が立ったときに「反射」して怒りを表現し、何か言い返したり、やり返したりすることは後悔に繋がりやすく、自分自身を苦しめてしまいます。怒りを感じた瞬間にアンガーログを行うクセをつければ、クールダウンできるのです。

ANGER 02 べきログ 〜自分の大切にしている価値観は何？〜

　アンガーログをつけていると、だんだん自分の怒りの傾向がわかってきます。前述のとおり、怒りが発生するときは自分の価値観が裏切られたときに起こりますが、では、その価値観にはどのようなものがあるでしょうか？「自分が絶対だと信じていること」、「自分が長年慣れ親しんでいること」、「他の人が何と言おうと自分には正しいこと」などがその価値観にあたります。また、「○○するべきだ」、「○○して当たり前だ」、「○○するべきではない」という価値観は、自分ルールであることがほとんどです。

　そこで、アンガーログ同様に、自分の中にある「べき」を記録してみましょう（図1）。自分ルールを知ることで、自分にはどんなこだわりがあるのか、気づくきっかけになります。

- 挨拶は明るく元気にするべき
- 朝礼中、壁に寄りかかるべきではない
- つけまつげはつけるべきではない
- 仕事中は敬語を使うべき
- 医療人はたばこを吸うべきではない
- 業務記録は丁寧に書くべき
- 食事をしたら歯を磨くべき

図❶　べきログ（参考文献[2]より引用改変）

column 03 パワーハラスメント

　昨今、「○○ハラスメント」という言葉がたくさん増えました。

　パワーハラスメント（パワハラ）は、「ある行為や言動を受けている人が不快かどうか」という曖昧な基準をもとに判断されるようです。

　とくに職人気質の職業や職場ですと、上司から部下への指導は、怒鳴られたり、物に当たられたりしながらというのも、珍しくないかもしれません。

　怒鳴ったところで、相手の問題点が解決するとはかぎりません。もし自分の怒り方のせいで、「パワハラだ！」と訴えられてしまったら、自分や会社の信用も一気に失ってしまいます。

　自分の怒り方が、社会的地位や組織の存在を揺るがす可能性があることを、決して忘れてはなりません。

ANGER 03 3コラムテクニック
～違った視点で捉えよう～

　アンガーログとべきログに取り組むことで、自分の怒りの傾向や価値観を知ることができるようになります。3コラムテクニックでは、怒りを感じたときに、どのようにしたら怒りと上手につき合っていけるかを分析し、考えていきます（図1）。自分ルールである価値観を全否定したり、無理に変える必要はありません。思考を少し変化させるだけでイライラせずに済めば、怒りの感情を扱いやすくなります。

　たとえば、使おうとしたセメントスパチュラに古いセメントが付いたまま片づけてあったとします。その場合、図1の①に入るのはアンガーログです。「セメントスパチュラに古いセメントが付いたままで、すぐ使用できなかった！　不潔だ！」など、思ったことをそのまま書き込みます。

　そして②には、「使用した器具はしっかり消毒（滅菌）してきれいに戻すべき、次に使用する人のことを考えるべき」といったような、自分自身がもっている価値観が入ります。

　最後は③のように、怒りを招いた出来事に対して、どう意味づけをするかリフレーム（書き換え）してみましょう。どうすれば、自分も周りの人も長期的に健康でいられるだろうか？　と視点を変えてみます。「もしかすると忙しかったのかな」、「セメントが付いていることに気づかなかったのかもしれない」といったように、少し視点を変えることで自身の許容範囲が広がるのを感じることができます。

❶ はじめに思ったこと
セメントスパチュラに古いセメントが付いたままで、すぐ使用できなかった！　不潔だ！

❷ 自分が大事にしている価値観
使用した器具はしっかり消毒（滅菌）してきれいに戻すべき
次に使用する人のことを考えるべき

❸ リフレーム（書き換え）
もしかするととても忙しかったのかな？
セメントがついていることに気づかなかったのかもしれない

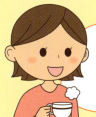

時間があるときに
静かにゆっくりと取り組むのがコツ

自分の価値観を第三者目線で
考え、視点を変えてみよう！

図❶　3コラムテクニック（参考文献[1]より引用改変）

ANGER 04 アンガーマネジメント診断

　「アンガーログ」や「べきログ」、「3コラムテクニック」により、自分は何に対して怒っているのか、また怒りを感じたときに感情に振り回されないよう、思考パターンを変化させることを学びました。
　周りの誰かや出来事が、私たちの怒りに繋がるのではなく、自分が大切にしている「○○するべき！」などの価値観が、怒りという感情を生み出します。怒りと上手につき合っていくためには、自分の価値観や怒りの傾向・特徴を知っておくことが大切です。
　それでは、簡単なアンガーマネジメント診断をとおして、自分の怒りのタイプを客観視してみましょう（図1、2）！

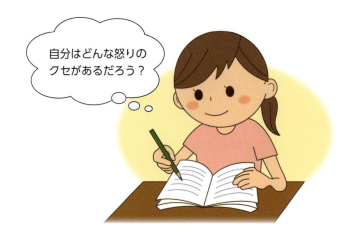

STEP 1

下記の質問に、当てはまる点数をつけてください。

まったくそう思わない	1点	どちらかというとそう思う	4点
そう思わない	2点	そう思う	5点
どちらかというとそう思わない	3点	まったくそう思う	6点

- Q01　世の中には尊重すべき規律があり、人はそれに従うべきだ　□
- Q02　ものごとは納得いくまでつきつめたいと思う　□
- Q03　自分がやっていることは正しいという自信がある　□
- Q04　人の気持ちを間違って理解していたことがよくある　□
- Q05　性善説よりも性悪説のほうが正しいと思う　□
- Q06　言いたいことははっきりと主張すべきだ　□
- Q07　たとえ小さな不正でも見逃されるべきではないと思う　□
- Q08　好き嫌いがはっきりしているほうだ　□
- Q09　周りの人が自分のことを何といっているのか気になる　□
- Q10　自分で決めたルールを大事にしている　□
- Q11　人のいうことをそのまま素直に聞くのが苦手だ　□
- Q12　後先考えずに行動できるタイプだ　□

STEP 2

点数をつけ終わったら、下記の計算をしてください。

- ① Q01＋Q07　□　　④ Q04＋Q10　□
- ② Q02＋Q08　□　　⑤ Q05＋Q11　□
- ③ Q03＋Q09　□　　⑥ Q06＋Q12　□

一番点数が高かったのは、①〜⑥のうちどれですか？　□
※同点のものが2つ以上ある場合は、すべての番号を記入してください。

図❶　怒りのタイプを診断してみよう（出典：一般社団法人日本アンガーマネジメント協会）　　**判定は次ページ！**≫

①が一番高かった
あなたは……
熱血柴犬タイプ

特徴
自分が正しいと思うことや正義を押しとおすタイプです。使命感に燃え、信じることに脇目も振らずに突き進めるパワーをもっています。自分の信念を曲げず、人のことに必要以上に介入して、ことを荒立ててしまうことがあります

怒りのクセ
- 電車などの公共の場でマナーを守らない人を見るとイライラする
- 小さな不正やごまかしも許せない
- 自分の考えを相手に押しつけようとしてしまう

イライラを減らすには？
- 適度に目をつむることも大切
- 正しさにこだわりすぎない
- 他の人を尊重する

②が一番高かった
あなたは……
白黒パンダタイプ

特徴
厳しい状況でもベストを尽くし、物事をやり遂げるパワーのもち主です。向上心があり、学ぶことに前向きで自分を高めていきます。完璧主義な面があり、他人にも自分にも厳しい面があります。

怒りのクセ
- 優柔不断ではっきりしない人が許せない
- 失敗したり、うまくいかないことがあるとイライラする
- 自分と価値観が合わない人にストレスを感じやすい

イライラを減らすには？
- おおらかさをもつ
- 自分や他人を許す
- 価値観の違いを受け入れる

③が一番高かった
あなたは……
俺様ライオンタイプ

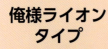

特徴
自分に自信があり、前向きに進む力をもっています。周囲からリーダーとして慕われるでしょう。他人の評価を気にしすぎるところがあり、それによってストレスを感じることもあります

怒りのクセ
- ものごとが思いどおりに進まないとイライラする
- ほしいものが手に入らないと、ストレスがたまる
- 周りから大切にしてもらえないと、傷ついて怒りに変わる

イライラを減らすには？
- 謙虚さを大事にする
- 意見と批判を区別する
- 人の言動に振り回されない

図❷ 怒りのタイプを知ることで、今後の自分のあり方を考える指標が立てられる（参考文献[5]より引用改変）

④が一番高かったあなたは……
頑固ヒツジタイプ

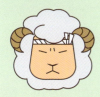

特徴

温厚そうに見られることが多いのですが、内には確固たる強い芯を秘めています。一度決めたことは誰に何と言われても譲らない強さをもっています。気に入らないことをやるときは、ストレスを強く感じやすいです

怒りのクセ
- 自分ルールに反することがあるとイライラする
- 邪推したり、勝手な思い込みをしてイライラする
- あれこれ考えて不安になる

イライラを減らすには？
- 自分のルールに執着しない
- 楽しいことをする
- SNSなど、ネット情報に触れる時間を減らす

⑤が一番高かったあなたは……
慎重ウサギタイプ

特徴

人やものごとに対して慎重なところがあり、落ちついて判断しようとします。ものごとを鵜呑みにせず、自分の頭で考えて理解する力があります。人に心を開くのが苦手で、人間関係でストレスを感じやすい一面があります

怒りのクセ
- 他人を信じるのが苦手で、人間関係を上手につくれない
- 周囲への僻みや妬みが怒りに変わることがある
- 他人にレッテルを貼ってしまい、誤解を生みやすい

イライラを減らすには？
- 他人を思い込みで決めつけない
- 小さなことから頼る
- 他人と比べない

⑥が一番高かったあなたは……
自由ネコタイプ

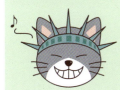

特徴

自分の思いや考えを素直に表現できる人で、統率力に長けています。フットワークが軽く、好奇心のままに行動することができます。自分の主張が言えない、とおらない場面でストレスを感じやすいです

怒りのクセ
- 後先考えずに行動して、トラブルを起こしてしまう
- 自分の主張がとおらなかったり、自由に動けないと不満
- 空気を読むのが苦手で、わがままに思われる

イライラを減らすには？
- 時には慎重に考える
- 黙ることも大事
- 周囲に目を向ける

診断結果はいかがでしたか？　これらはあくまでも怒りのクセの傾向で、診断結果によい・悪いはありません。また、一生変わることがない星座や血液型の占いなどと違って、変化し続けます。

　アンガーマネジメントトレーニングを重ねることで、問題となる４つの怒り（P.16参照）の程度が低くなったり、後悔に繋がらない怒りの表現ができるようになります。また、絶対に譲れないと思っていた価値観を違った視点で捉えることができるようになり、数ヵ月後には、今回の診断結果とは違ったものになることも、十分に考えられるのです。

　この診断は、これから自分はどうありたいのかを考え、変化を感じるための指標になります。人が新しいことを習慣化させるのに、３週間はかかるといわれています。ぜひその３週間で、いままでご紹介した「アンガーログ」や「べきログ」、「３コラムテクニック」などを取り入れながら、怒りの感情で後悔しないように、チャレンジしてみてください。

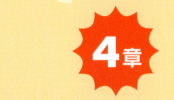

ソリューションフォーカスアプローチ

ANGER 01　行動のコントロール

　たとえば、いつも仕事を頑張っている自分へのご褒美に、有給休暇を取得して旅行の計画を立てたとします。しかし、台風の影響により飛行機が欠航、旅行は中止となりました。そのとき、がっかりして残念に思う気持ちはあっても、天気を恨んで怒り狂って怒鳴りつける人はいないと思います。なぜなら、天候は「変えられない」ものだからです。旅行中止という現実は変えられず、受け入れるしかないことを私たちは知っているからです。よって、旅行とは違った方法で休みを楽しもうと、気持ちを切り替えたりする人が多いのではないでしょうか。

　しかし、前述のような受け入れるしかないケースを除いて、怒ればどうにかなると思っていたり、相手に対して「なんでわかってくれないの？」といった期待や甘えがあると、怒りの感情が必要以上に大きくなってしまうことがあります。

　そのような怒りを感じた際に、それが自分の力でどうにかできる（変えられる）ものか、そうでない（変えられない）ものかを考えます。さらに、それは自分にとって重要か否かも見極め、行動を選択・仕分けしていきましょう（**表1**）。この表でどこに仕分けたかに正解はありません。あくまでも自分の主観で構わないのです。ただし、仕分けた後の行動が重要となってきます。

　まず、表1の「変えられない・重要」に該当する事柄について考えます。たとえば、苦手な患者さんや、自分とは合わないスタッフ、歯科医師がいるという状況は「変えられない」。しかし、自分にとって「重要」と仕分けた

表❶　ストレスログ。自分の怒りを仕分けし、取るべき行動を考えてみよう（参考文献6)より引用改変）

	コントロールできる 変えられる	コントロールできない 変えられない
重要	・いますぐできる行動をする ・いまの状況が、いつまでに、どの程度変われば気が済むのかを決める ・それを実現するために、自分がどう行動するのかを決める 例　・挨拶ができない後輩 　　・毎回遅刻をしてくる患者さん	・変えられない現実を受け入れる ・いまできる行動を探す 例　・クレーム電話 　　・院長の考え方
重要ではない	・余力があるときに取り組む ・いまの状況が、いつまでに、どの程度変われば気が済むのかを決める ・それを実現するために、自分がどう行動するのかを決める 例　・自分のロッカーの中が汚い	・放っておく 例　・通勤電車が混んでいる 　　・業者さんの態度が悪い

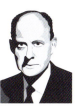

神よ、変えることのできない事柄については、それをそのまま受け入れる平静さを、変えることのできる事柄については、それを変える勇気を、そして、この2つの違いを見定める賢さを、私にお与えください

図❶　アメリカの神学者、ラインホールド・ニーバーの「ニーバーの祈り」。変えられるものと変えられないものを見定めることが大切

場合はどうでしょう。「いなければよいのに、今日は来ませんように」と祈っていても、状況は変わりません。祈れば祈るほど、イライラは募る一方です。この場合は現状を受け入れ、自分ができる建設的な対処を具体的に考えて行動するしかありません。決して、ここでいう「受け入れる」というのは、我慢したり諦めることではありません。

　つまり、無理に相手を変えようとしたり、いつか状況が変わるのではないかと期待を持ち続け、どうにもならないイライラに振り回されるより、「どうしたらよいか？」と自分自身でできることに目を向けて行動するほうが、余計な怒りから解放されるということです（図1）。

なぜ・どうして？の原因志向と どのようにしたら？の解決志向

● 原因志向と解決志向

　普段、患者さんの治療中に起こってしまった重大なミス（ヒヤリハット事例）などは、なぜこのようなことが起こってしまったのか、その原因をあきらかにし、問題解決に努めると思います。そして、同じ過ちが起こらないように、過去の出来事から改善案を導き出します。

　それに対してアンガーマネジメントは、「どのようにしたら問題を解決できるだろう」と解決志向で物事を考えます。問題の「過去」、「原因」よりも、「未来」、「解決策」に焦点を当てる、これをソリューションフォーカスアプローチといいます（表1、図1）。

　もし遅刻をしたスタッフに対して、「どうして遅刻をしたの !?」とやみくもに怒っているとしたら、それはただ自分の怒りの感情をぶつけているだけで、伝えたいことが相手に伝わらないかもしれません。

　また、遅刻をしたほうも、遅刻の理由を「どうして、なぜ？」と考えたとしても、遅刻した事実は変わらないため、言い訳ばかり考えてしまうことになります。「今後どうしたらよいか」という建設的な考えまで、及ばなくなってしまうのです。

　一方、解決志向で考えると、「どうしたら遅刻をしなくなるか？」と未来を想像させます。また、「今度からは○○のようにしてほしい」など、こちらのリクエストが相手に伝われば、責めるだけの間違ったアプローチをしなくて済みます。

表❶　原因志向と解決志向①（参考文献[2]より引用改変）

原因志向
- 過去を振り返る
- 問題点を取り上げる
- 何が悪かったかを列挙する
- どうすればよかったのかを考える

解決志向
- 未来を想像する
- うまくいく方法を考える
- 成功するための行動を列挙する
- どうなりたいかを考える

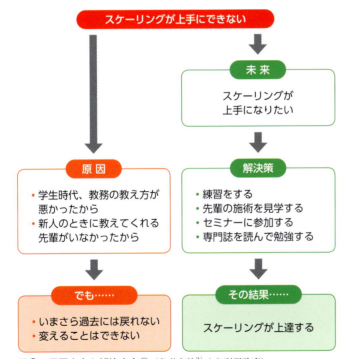

図❶　原因志向と解決志向②（参考文献[2]より引用改変）

5章
アンガーマネジメントに基づいた叱り方

怒ると叱るは同じ？

ANGER 01

●新卒の早期退職理由とその回避のヒント

　2017年3月、日本アンガーマネジメント協会が"新卒3年以内の離職"に関する調査結果を発表しました。なかでも、入社3年以内に辞めた新卒の50％以上が考える最大の離職理由は、「上司との良好な関係（適切な叱られ方を含む）不足」という結果でした。3年以内に辞めた新卒のうち、50.8％もの人が労働時間や給与面に不満があったわけではなく、「上司との良好な関係」や「適切な叱られ方」があれば、退職を回避できたと回答しているのです（表1）。

表❶　新卒3年以内の離職者が回答した、退職を回避できたと思われる理由（日本アンガーマネジメント協会調査より引用改変）

どうすれば退職を回避できたと思いますか？ （3年以内に仕事を辞めた人）		％
第1位	上司との良好な関係	28.2％
第2位	（上司からの）適切な叱られ方	22.6％
第3位	労働時間の改善	20.0％
第4位	給与面の改善	16.9％
第5位	同僚との良好な関係	6.7％
第6位	その他	5.6％

院長がスタッフに対して理不尽に怒る、先輩が自分の間違いを認めないなど、上司にあたる人たちが新卒に対する接し方を変えなければ、歯科衛生士の早期退職も免れません。歯科衛生士が足りていないという昨今の状況を考えると、せっかく入社してきた歯科衛生士が退職するということはかなり痛手です。

●リクエストを明確にする

　「怒る」というと、相手に感情をぶつけるといったイメージがあります。一方で「叱る」というと、相手のことを考えて指導するというような印象をもちませんか？

　本書中でもお伝えしてきたように、怒りという感情は決して悪いものではなく、感情表現の一つです。日本アンガーマネジメント協会では、「怒る」と「叱る」、さらには「注意する」ことも同義語として捉えています。これらを分けずに実践することで、叱り方が上手になると考えているからです。

　しかし、怒りの感情はエネルギーが強く、間違った表現の仕方をしてしまうと、時に相手との信頼関係を壊すこともあるため、注意が必要です。怒りによって発現する出来事で、自分自身が後悔しないようにしましょう。

　また、私たちは怒ったり叱ったりすることで、相手に対して「こうしてほしい」という、リクエストを伝えています。そして、「理解してほしい」、「行動で示してほしい」と、自分の気持ちを伝えたいと思っているはずです。そのためには、相手にどうしてほしいのか、リクエストを明確にする必要があるのです。

やってはいけない叱り方

ANGER 02

歯科衛生士はれっきとした技術職です。TECを上手に作れるようになるために練習をしたり、SRPの成果を上げたいからと模型を使ってキュレットの操作を確認したりと、いままでたくさん訓練を積み重ねてきたと思います。

日本アンガーマネジメント協会では、「叱る」ことも「技術」としています。叱ることを躊躇せず、必要なときにはきちんと叱ることで経験値が上がり、叱り方がうまくなるというのです。その一方で、やってはいけない叱り方というのも存在します。次に紹介する叱り方を、普段自分がしていないか、振り返ってみましょう。

●機嫌で叱る

2章04「私たちを怒らせるものの正体」（P.18〜19）で紹介した「べきの境界線」で考えてみましょう。叱るか叱らないかを決めるのは、後悔するかしないかの境界です。この境界線は、相手に見せる努力・広げる努力・安定させる努力をすることで、心のコップを大きくすることができます（P.14〜15参照）。境界線が安定せずに揺らいでしまうことは、自分の感情の状態で叱るか叱らないかを決めていることとなり、叱る基準がブレてしまうことになります（図1）。

結果、相手は「機嫌が悪いから怒っているのだな」としか捉えなくなり、叱る目的が伝わりにくくなるので要注意です。

●人格を否定する

「だらしないからこんなことになるんだ！」、「親の顔が見てみたいよ！」な

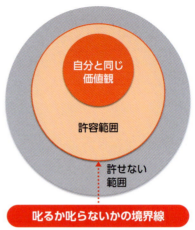

図❶ 価値観「べき」の境界線（参考文献3)より引用改変）

この境界線が機嫌により大きくなったり小さくなったりすると、伝えたいことが伝わりにくくなる

ど、人格やその人の性格を否定するような叱り方は、不当な攻撃とみなされることが多く、叱る目的であるこちらのリクエストが伝わりにくくなります。叱ってよいのはあくまで、"行動や振る舞い"、"行為"、"結果"です。

　たとえば、新人歯科衛生士がプロービング検査を行った際に、正確に数値を測れなかったとします。「歯周ポケットは3㎜じゃないよ！　6㎜あるでしょ！　適当に計測しないで!!」なんて叱っていませんか？　このとき、注意したり叱ってよいのは、正確に測れなかったという結果だけです。「適当に」というのは事実ではありません。事実と思い込みを混同させないように注意しましょう。

●人前で叱る

　見せしめのように他の人がいる前で叱ることは、相手にとって多かれ少な

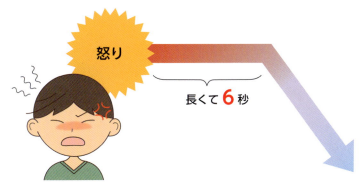

図❷　怒りのピークは6秒。数秒待って落ち着くことが大事（参考文献[1]より引用改変）

かれ、恥ずかしい思いをさせます。これでは、叱る目的であるリクエストが相手に伝わらないうえに、自尊心も傷つけてしまうでしょう。相手との信頼関係や、その場にいた人たちとの関係性をも壊しかねないくらいの破壊力があります。気持ちを相手に伝えるには、面と向かって1対1で話すことが効果的です。

● **感情をぶつける**

　カッとなってとっさに感情をぶつけてしまう叱り方は、相手に大きなダメージを与えてしまいます。そうした場合は、「売り言葉に買い言葉」状態となってしまい、建設的な話ができません。怒りのピークは6秒で過ぎるといわれています（**図2**）。怒りを感じても、まずは6秒待って落ち着きを取り戻し、冷静に対処しましょう。

ANGER 03 叱って好かれる人、嫌われる人

　日本アンガーマネジメント協会が「怒り」についてアンケートを行ったところ、この人になら「怒られたい著名人」2017年の第１位は、３年連続でタレントのマツコ・デラックスさんが選ばれました。私たちは何を思って、「この人になら怒られてもよい」と感じるのでしょうか？

　「この人になら怒られてもよい」と感じるというのは、いい換えれば、叱っても好かれる人かもしれません。そのような人の叱り方には、３つのポイントがあります（**図1**）。

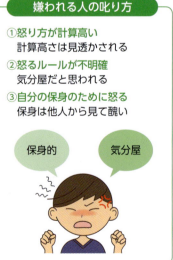

好かれる人の叱り方
①素直に怒れる
　子どもっぽさは憎めない
②ルールを明確に怒る
　叱る基準は動かさない
③人のために怒れる
　仲間のための怒りは共感される

（仲間のため／境界線が明確）

嫌われる人の叱り方
①怒り方が計算高い
　計算高さは見透かされる
②怒るルールが不明確
　気分屋だと思われる
③自分の保身のために怒る
　保身は他人から見て醜い

（保身的／気分屋）

図❶　叱って好かれる人、嫌われる人（参考文献[7]より引用改変）

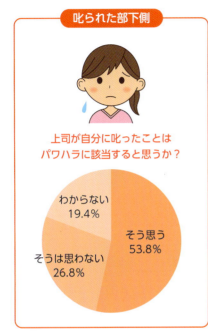 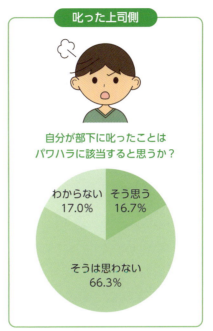

図❷　叱られた側と叱った側の捉え方のギャップ（参考文献[7]より引用改変）

　人の顔色を窺って計算高く、自分の保身しか考えていない怒り方は、「自分のことしか考えていないんだ……」と相手に伝わります。反対に、相手のことを想って熱心に叱っている姿は、相手の心を動かします。これが素直に怒れるということです。また、自分の機嫌のよし悪しで叱ったり叱らなかったりしていると、ただの気分屋だと思われてしまうこともあります。叱るか叱らないかの境界線を、きちんと明確化しておきましょう。

　叱るという行為は相手の成長を願って望ましい行動に変えてもらうためのリクエストであり、動機づけでもあります。人格を否定したり、威圧的な態度や恐怖で動かそうとするのは、叱る目的から外れて効果的ではありません。

　叱る側と叱られる側では、受け止め方に違いがあります（図2）。普段か

らのコミュニケーションの質により、叱られる側が上司の怒りをどのように受け止めるかを選択させます。お互いの信頼関係が成り立つうえでないと、さっぱり響きません。また、叱る側は普段の仕事が適当だったり、相手には求めるのに自分はできていないなど、尊敬に値しないと感じさせてしまっていたとしたら、話を聞いてもらえないでしょう。

　自分の仕事に対するあり方を俯瞰して、コミュニケーションの質を高める努力をしていくことも、上手な叱り方をするうえで重要かもしれません。

6章

怒らない伝え方

アサーティブコミュニケーション

●怒りと人間関係のタイプ

みなさんは怒りやすいですか？ それとも怒りの感情を我慢して、内に溜め込みやすいですか？

これまで、怒りの感情を強く出しすぎて人間関係を壊してしまい、後で後悔するといったことに対し、どのようにコントロールしたらよいかを中心にお話ししてきました。

しかし、実際は怒りを溜め込みすぎてストレスを抱えている方も少なくありません。自分の感情をどう主張したらよいかわからず、怒りの感情を表現できずにいることで、心身ともに疲れてしまったり、もしくは家族や友人といった身近な人へ八つ当たりをしてしまったり……。こうした行動も、怒りの感情によって起こり、後悔することに繋がるといえるでしょう。

本項では、アンガーマネジメントのテクニックの1つである、「アサーティブコミュニケーション」についてご紹介します。

●あなたはどのタイプ？（図1）

人間関係のあり方は、大きく3つのタイプに分かれているといわれています。

自分のことだけを考えている「攻撃タイプ」、自分よりも他者を優先させる「受身タイプ」、自分の気持ちも大事にしながら相手も尊重できる、「伝え上手タイプ（アサーティブ）」です（図2）。

みなさんはどのタイプでしょう。

Q こんなとき、あなたならどうする？

休憩時間が終わり、午後の診療が始まります。
自分は午後の診療の準備を始めているにもかかわらず、
他のスタッフはまだスタッフルームでおしゃべりをしており、
楽しそうな笑い声が聞こえてきます。
さて、あなたはどんな行動に出ますか。

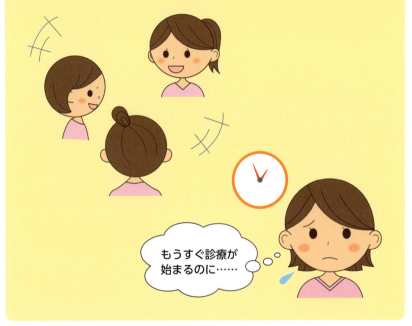

もうすぐ診療が
始まるのに……

図❶　人間関係のあり方のタイプを診断してみよう

判定は次ページ！ >>

攻撃タイプ

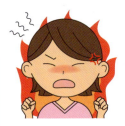

いつまでしゃべってるの‼
もう診療が始まるでしょ、
早く診療室に出て準備しなよ。
もうとっくに休憩時間終わってるのに、
いい加減にしてよね！

……などと怒り、
午後の診療の雰囲気が悪くなってしまう

受身タイプ

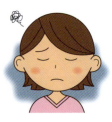

（心の声）もう診療が始まるのに、
まだしゃべっている……。
なんでいつも、私ばっかり一人で
準備しないといけないの？
少しはこっちの気持ちもわかってほしいよ

……と、自分の気持ちは伝えずに我慢して、
波風を立てないようにしている

伝え上手タイプ（アサーティブ）

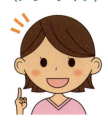

そろそろ休憩時間が終わりなので、
診療の準備をしませんか？
私は○○の準備をするので
Aさんは○○をお願いします！

……と、伝えたいことをシンプルに表現することで、
お互いに気持ちのよいコミュニケーションがとれる

図❷　タイプは大きく3つに分けられる。そのなかでアサーティブは、自分も相手も大切にした自己表現

- 自分の想いを率直に、正直に、場に合わせて伝える
- 相手と対等に向き合う
- 相手の言い分にも耳を傾ける

図❸　相手を攻撃せず、自分も相手も大切にした表現方法

　攻撃タイプの場合、威圧的・感情的であることが多く、相手の気持ちを無視して自分を押し通そうとします。また、受身タイプの場合は、一見自分が我慢することで相手を立てたり、配慮しているようにみえます。しかし、自分の気持ちに正直ではなく、卑屈な気持ちになりがちです。伝え上手タイプは、自分も相手も大切にした自己表現ができています。歩み寄りの精神があるため、怒らずに自分の想いを伝えることができるのです。

● **なぜ、アサーティブになれないの？**

　しかし、前述のようなアサーティブな自己表現は、実際はなかなか難しいかもしれません。受身タイプの場合は自分の気持ちを抑え、「相手を尊重すれば、相手に嫌われずにすむ」、「意見の食い違いによって自分が傷つくのを避けたい」などという気持ちから、非主張的になってしまうことがあります。

　また、自分の気持ちを溜め込まずに適切に表現するためには、第一に自分の言いたいことが何なのかを理解していなければなりません。2章02で、第一次感情で心がいっぱいになると、怒りとなって表れるとお伝えしました（P.14～15参照）。自分はどのような第一次感情を感じたのか、そして、どうしてほしかったのかを把握することが第一歩となります。

　自分と相手の感情を理解して大切にし、相手を攻撃せずに表現する方法を、身につけていきましょう（**図3**）。

ANGER 02　Iメッセージ

　上手に怒るには、「どうしてこんなこともできないの?!」、「いい加減にしてよ！」などと感情的に話すのではなく、自分が感じた第一次感情を伝え、相手にどうしてほしかったのか、自分のリクエストを告げることが重要です。感情的に話すと自分のリクエストが伝わりにくくなってしまい、効果的ではありません。

　アサーティブコミュニケーションを実践するには、「Youメッセージ」ではなく、「Iメッセージ」で自分の感情を伝えると、相手にリクエストがとおりやすくなります（図1、2）。

● **Iメッセージとは？**
　意見や気持ちを告げるときに、「私」を主語にして伝える方法です。

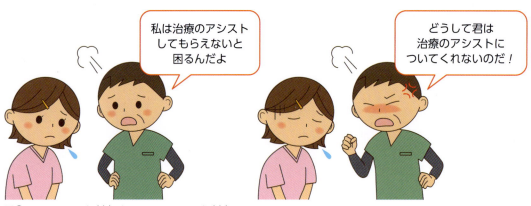

図❶　Iメッセージ（左）とYOUメッセージ（右）

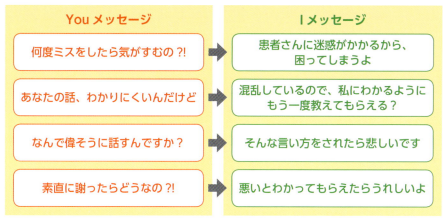

図❷ 「Youメッセージ」から「Iメッセージ」へ言い換え（参考文献[8]より引用改変）

● 悪い例

「今回どうしてミスをしたの?! せっかく任せたのに、あなたがちゃんと仕事をしてくれないと進まないじゃない。やっぱりあなたに任せるんじゃなかった」

● よい例

「私は、○○さんなら今回の仕事をしっかりやり遂げてくれると期待して任せていたの。だけど、今回ミスをしたことにとても驚いているし、今後も仕事を任せて大丈夫か、とても心配しているの。それについてどう思う？」

● Iメッセージの効果とは？

①相手の自尊心を守れる
②自分自身と相手の人間関係を維持できる
③こちらの気持ちを相手が理解し、行動改善の助けになる

　叱る側が感情的になると「Youメッセージ」になっていることが多く、人格否定に繋がったり、自己肯定感と信頼関係が崩れてしまったりする可能性があります。

column 04 感謝を言葉で伝えよう

　怒り以外の感情と向き合うことで、さらに怒りの感情を理解できるようになります。怒りの感情はもちろんのこと、そのほかの感情についても適切に表現するには、幼少期からの感情教育がとても重要です。

　みなさんは普段、感謝を言葉で表現していますか？「ありがとう」、「助かったよ」など、なかなか照れくさくて声に出して言いにくい言葉も、口にしてこそ相手に伝わるものです。

　「こんなこと、口に出さなくてもわかってくれているだろう」と表現せずにいると、すれ違いが起こることも少なくありません。

　感情の表現は、一緒に働く人だけではなく、家族・友人・恋人などとのコミュニケーションでも大切です。ぜひ普段から、「ありがとう」と感謝の言葉を伝えてみてください。

7章

アンガーマネジメント簡単テクニック

　怒りが湧いてきたときに行う感情コントロール方法は、2種類あります。
　1つは怒りに対して短期的に向き合う**「対処術」**です。これは、怒りに任せた行動をしないために、瞬時に行うものです。もう1つは心のコップを大きくして怒りにくい自分になるために、長期的に取り組む**「体質改善」**です。
　対処術は、怒りを感じたときに瞬時に反射してしまうことで、後悔に繋がらないように行います。しかし、慣れてしまうと効果が出にくくなります。ですから、対処術から取り組み、少しずつ体質改善に取り組むことで、怒りにくい自分を手に入れましょう。アンガーマネジメントとは、心理トレーニングです。すぐに感情のコントロールができなくても、トレーニングを積んでいくと、徐々に必ず成果が表れます。
　以下、30ある対処術・体質改善から12のテクニックを紹介します。

technique 1

［対処］

呼吸リラクゼーション

いつも無意識に行っている呼吸を感じてみよう！

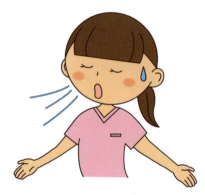

怒りで早く浅くなっている呼吸を整えて、冷静さを取り戻す

「怒り」を感じたときに鼻から大きく息を吸って、口から大きく息を吐きます。これを2〜3回続けて行ってみましょう。腹式呼吸は副交感神経を優位にし、気持ちをリラックスさせてくれますよ！

technique

2

［対処］

ストップシンキング

怒りに任せた行動を防ごう！

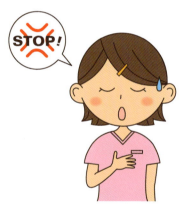

怒りの原因や相手への反論は考えない

「怒り」が湧いたら「ストップ！」と心のなかで唱え、
頭のなかを真っ白にして思考を停止させます。
反射的に怒りをぶつけることを防ぎ、冷静になれますよ！

[対処]

スケールテクニック

怒りは幅広い感情であることを知ろう！

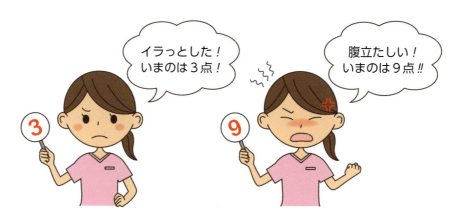

怒りを感じたとき、10点満点（0を穏やかな状態、10を人生最高の怒り）で点数をつけてみましょう。点数によって段階的に評価することで怒りを客観視し、とっさの怒りを鎮めることができます。また、その点数によって対応策を決めておくと、怒りをマネジメントしやすくなりますよ！

[対処]

グラウンディング

グラウンディングをマスターし、集中力も高めよう！

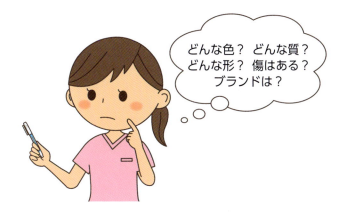

目の前にある何か（ペンなど）を手にして、
「色は？」、「形は？」、「材質は？」などと、
その対象に意識を集中して観察します。怒りを大きくする過去や、
未来を考えないようにして、「いま」に意識を向けることで、
持続する怒りやイライラから解放されますよ！

[対処]

カウントバック

慣れてしまったら、英語で数を数えるなども効果的！

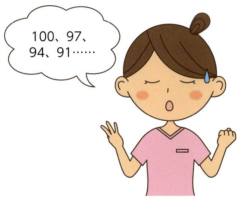

怒りに任せた行動をとらないように意識を逸らそう

怒りを感じたときに、頭のなかで数を数えます。そうすることで、怒りに対する衝動的な行動を遅らせることができます。100から３つ飛びごとに数える（100、97、94、91……）など、バリエーションがあると、意識が数字に向くのでオススメです！

technique

［対処］

タイムアウト

その場を離れて冷静さを取り戻そう！

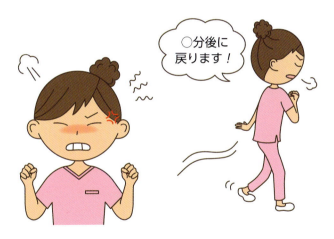

怒りがエスカレートし、相手に感情を強くぶつけてしまいそうになったら、いったんその場を離れます。気持ちをクールダウンさせると、建設的に話し合いを進めることができますよ！　その場を離れる際は無言で離れず、「○分後に戻ります」などと、相手に伝えるようにしましょう。

technique

[対処]

ミラクルデイエクササイズ

過去の怒りを引きずらない！

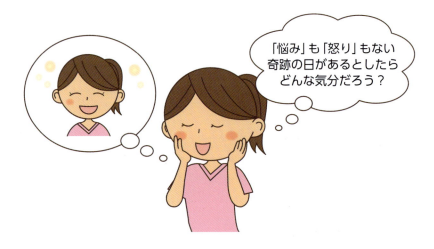

「悩み」も「怒り」もない奇跡の日があるとしたらどんな気分だろう？

怒りの感情に振り回されず、諸問題をすべて解決しているような理想の日をイメージします。そうすることで、理想の日に向かうための方向性を明確にし、未来志向で物事を考えることができます。

technique 8

[対処]

24時間アクトカーム

いきなり24時間が無理なら、数時間でもチャレンジ！

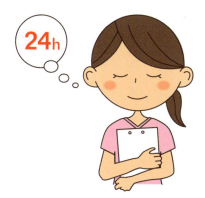

言葉遣いや表情、声のトーン、話し方、仕草など、穏やかに振る舞う

今日1日何があっても怒らないと決め、穏やかに振る舞ってみます。
自分自身の行動が変わると、
周りの人がどのように反応するかを体感できるでしょう。

technique
9
［体質改善］

ハッピーログ

1日のなかでポジティブな感情も抱いていることに気づけます

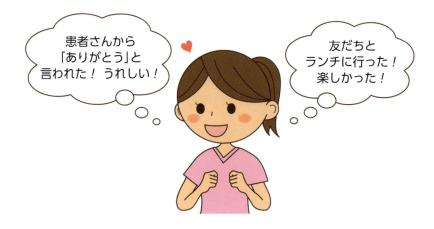

患者さんから「ありがとう」と言われた！うれしい！

友だちとランチに行った！楽しかった！

怒りを記録するアンガーログとは真逆に、うれしい・楽しいなどのポジティブな感情になったときを記録してみましょう！些細なことでも、日常には幸せが溢れていることを感じ、感情がプラスに向きやすくなります。

technique

10
［体質改善］

プレイロール

真似をするのは、好きな芸能人や歴史上の人物でもOK！

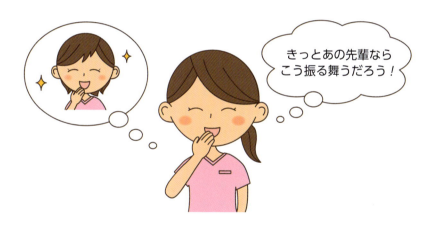

憧れの人になりきってみましょう！
もしその憧れの人なら、怒りを感じたときにどのように振る舞い、
行動するでしょうか？　動作や仕草、話し方の特徴を真似することで、
理想のイメージに近くなります。

[体質改善]

身体リラクゼーション

激しすぎる運動は逆効果の場合も！

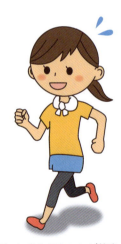

脳からエンドルフィンやセロトニンが放出されストレス緩和

ストレッチや有酸素運動など、身体を動かすことでストレスを緩和できます。運動後は副交感神経が優位になり、心身ともにリラックスできるでしょう。

technique

[体質改善]

べきログ

自分と相手の「べきログ」を見せ合ってみよう！

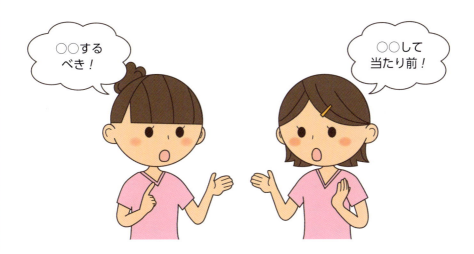

「○○するべき」、「○○して当たり前」など、自分の価値観や信条を明確にします。それにより、自分がどんなことに怒りやすいのかを客観的に知ることができます。

column 05 学習の5段階レベル

学習には5つの段階があります。

第2段階から第3段階、第4段階へと進むには、訓練が必要です。アンガーマネジメントについて、いまあなたはどの段階ですか？

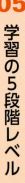

第5段階：無意識的有能に意識的有能
いつも無意識的に行っていることを、意識して人に教えられる状態

第4段階：無意識的有能（考えなくてもできる）
意識しなくても、自動的に実践できている状態

第3段階：意識的有能（考えるとできる）
ある程度できるようになってきたが、まだ習慣化されておらず、それを行うにはある程度の集中力が必要な状態

第2段階：意識的無能（知っていてもできない）
知識を得たが、それを実践することができない状態

第1段階：無意識的無能（知らないし、できない）
何も知らず、知らないということさえも知らない状態

8章

歯科医院で起こるイライラへの対応

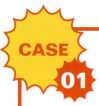
CASE 01 クレームを言う患者さんへの対応

> 当院は予約制です。先日、急患の患者さんが予約なしで来院しました。予約の方を優先してご案内していたらその急患の患者さんに、「自分のほうが先に来ていたのに、なぜ他の人を案内するんだ！」と怒鳴られました。「当院は予約制です。順にご案内しますので、もう少しお待ちいただけますか？」と丁寧に伝えましたが、急患の患者さんは「先に案内してほしい！」と話を聞いてくれず、すごく腹が立ちました。このような場合、どうしたらよいのでしょうか？

 患者さんの第一次感情を想像しよう

　怒りという感情は、心のコップが第一次感情で溢れてしまった際に表れると紹介しました（P.14、図1参照）。この患者さんの第一次感情は、果たして何だったのでしょう？

　この患者さんにかぎらず、歯科医院に好きで通院している方はどちらかといえば稀だと思います。来院を決意する前には、「不安・怖い・痛い・つらい・心配」などの第一次感情をたくさん抱いていることが想像されます。

　もちろん、「先に来ていた自分より他の人が案内された」ことがきっかけで、怒りが発生した可能性が大きいですが、第一次感情に目を向けて声がけする

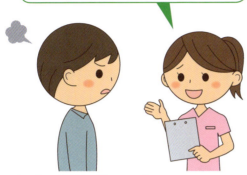

図❶　第一次感情に対するアプローチ

ことで、患者さんの心のコップに溜まった水を減らしてあげられるかもしれません（図1）。

 事実と思い込みを分ける

　患者さんから理不尽に怒られた場合でも、なかには「患者さんが怒って怒鳴ったのは、自分が仕事ができないからだ」、「あの患者さんは、私のことが嫌いなのだろう」、「患者さんを怒らせたことで、院長からの信頼を失ってしまった」などと、自分を責めてしまう方もいるかもしれません。しかし、ここで大事なのは、事実と思い込みを分けて考えることです。

　患者さんが怒鳴ったのは事実ですが、「仕事ができない・嫌われている・信頼を失った」というのは決して事実ではなく、あくまで思い込みにすぎません。事実だけを受け止め、ネガティブな思い込みはしないよう意識することで、怒られた際に必要以上に落ち込むことがなくなります。

アンガーマネジメントの観点からの対応

　自分の対応は間違っていないにもかかわらず、患者さんに怒鳴られたらびっくりしますし、「なぜ怒鳴られないといけないの!?」と腹も立つでしょう。しかし、こちらが正論をぶつけて歯科医院側の言い分を患者さんに理解してもらおうと思っても、なかなか難しいかもしれません。

　前述したように、まずは第一次感情が何であったのか、アプローチしてみましょう。次に、自分自身が感じた怒りに対して、どうマネジメントするかを考えます。

　怒りを感じた際にやってはいけないこと、それは「反射」です。この患者さんの怒りに対して、言い返すなどの対応をしてしまうと、さらに相手の怒りを増強させてしまうかもしれません。売り言葉に買い言葉になれば、後悔に繋がる怒りとなってしまいます。まずは怒りのピークである6秒待つことを徹底してみましょう。

 ## "コーピングマントラ"を応用しよう

　アンガーマネジメントの対処法のひとつに、「コーピングマントラ」というものがあります。これは、反射的に怒りの行動に出ないように、心のなかで呪文を唱えるという方法です。

　自分の気持ちを落ち着かせる呪文をみつけ、怒りに対して反射を起こしそうになった際は、ぜひ心のなかで唱えてみてください（**図2**）。

　直面した出来事に対して、腹を立てるかどうかを決めるのは自分自身です。自分がとても大切にしている価値観を守ってもらえないときは怒ってもよいと思いますが、怒る価値がない出来事には、上手に怒りをマネジメントして心を鍛えることで、怒りに振り回されることがなくなり、過ごしやすくなるでしょう。

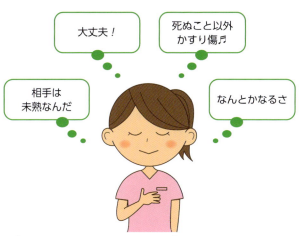

図❷　コーピングマントラ（参考文献[6]より引用改変）

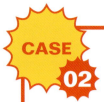
いつも遅刻をする患者さんへの対応

> 当院は完全予約制です。いつも朝一番に予約をとる患者さんがいるのですが、毎回10分程度遅刻してきます。遅刻をしても悪びれた様子もなく、当たり前のような顔をしているので、とても腹が立ちます。10分遅れてくるだけで予定していた治療ができなくなったり、次の患者さんを待たせてしまったりするので、遅刻をやめてほしいのですが、どうしたらよいのでしょうか。

　医院で「キャンセルポリシー」などは決まっていますか？　これを前もって患者さんに理解してもらって改善できるなら、不必要にイライラすることは減るかもしれません。

　また、人の感情として、せめて遅刻したことを申し訳なさそうに、謝りながら来院されたら、少しは許せるかもしれませんね。毎回のように遅刻が当たり前のような顔をされれば、私たちとしても困ってしまいますし、改善してほしいと思うのも当然です。

 関係性を維持しながら、患者さんの自尊心を傷つけずに伝える

　たとえば、次のように患者さんに伝えてみましょう。

　「予約時間をすぎてしまうと、予定していた治療を提供できなくなり、困っ

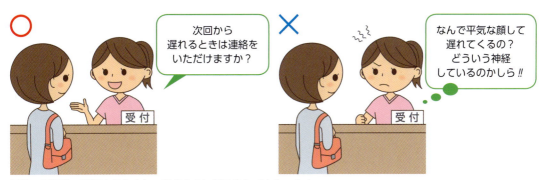

図❶ 疑問系で要望を伝えると、患者さんに受け入れてもらいやすい

てしまいます。次回から、遅れるときは連絡をいただけますか？」

「しっかり時間をとって行いたい大事な治療です。遅れてしまうと時間がとれず困ってしまいますので、必ず予約時間どおりにお越しいただけますか？」

このように、「遅れるときは連絡をください」、「必ず時間どおりにお越しください」ではなく、「○○していただけますか？」と疑問系にすることで、相手に求める要望を伝えやすくなります（図1）。また、遅刻することで、予定していた治療ができなくなり、患者さん自身に不利益であること、さらには、大事な治療をしっかりと時間をとって提供したいのだという気持ちを一緒に伝えることもできます。

時間厳守を強いると、自分の首を絞めることにもなる

場合によっては、私たちの診療に時間がかかり、予約時間どおりに来院した患者さんを待たせしてしまうことも十分にあり得ます。そのときはお互いさまですから、患者さんに時間を守ってほしいことをあまり感情的に強く言いすぎると、後々自分の首を絞めることになってしまうので、注意が必要です。アサーティブコミュニケーション（P.52～55参照）により、相手も自分も尊重した伝え方を心がけましょう。

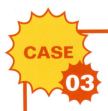

CASE 03 歯周病治療に積極的ではない患者さんへの対応

先日、50代の女性が新患として来院しました。
歯周組織検査を行ったところ、重度歯周炎であることがわかったため、
歯周病とはどんな病気か、またプラークコントロールの重要性、
歯磨きの仕方を丁寧にお伝えしたつもりでした。ところが、
その患者さんは「歯磨きなんていいから、早く治療してほしい！」と
おっしゃいました。歯周病治療を成功させるためには、
患者さんの治療参加が必須であることも伝えましたが、全然聞いてくれず、
とてもイライラしました。私の対応は間違っていたのでしょうか？

　歯科医師や歯科衛生士であれば、「歯周病を治したい！」と強く思い、患者さんの治療に臨む気持ちはとてもわかります。患者さん自身が治療に参加しなければ、歯周病治療の成功は望めず、また予防の重要性を理解してもらったうえで、生活習慣を変容させていかないことには、再発の防止は困難です。ですから、なおさらそれを理解してもらおうと、医療者側は力が入りがちになります。

 ### 考えやゴールは個々人で異なる

　すべての患者さんが医療者側の説明を理解してくれるかといえば、個人に

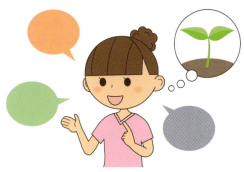

図❶　患者さんへの知識の種まき。いますぐ結果が出なくても、必ず芽が出るときが来る

よって理解度や協力の熱量が違います。そして、私たち医療者側と患者さんの目指すゴールが、必ずしもいつも一緒とはかぎりません。

　思いどおりに相手を動かそうとしたり、完璧を求めすぎたりすると、理想と現実のギャップにイライラすると思います。歯科医師や歯科衛生士の立場からこの状況を捉えた場合には、歯周病の状態を放っておいてただ治療を進めてしまうのは納得がいかず、どうにかわかってほしい、よりよい治療を提供したいと思うものです。

正しいことでも、イライラするならやめるのも一法

　アンガーマネジメントの観点から考えたときには、正しいことを押しつけてイライラするのであれば、押しつけをやめる選択をするのも一つの方法です。私たちが伝えたい内容が、いま患者さんに伝わらなくても、将来、わかってもらえる日が来るかもしれないと考えれば、決して無意味ではありません（図1）。イライラせず、患者さんの気持ちに寄り添って対応できれば、患者さんが自らの健康を欲したときに、必ず私たちのもとに戻ってくるでしょう。

CASE 04 治療中に寝てしまい、口を開けてくれない患者さんへの対応

この間、下顎前歯部舌側のスケーリングを行っていたのですが、
患者さんが途中で寝てしまい、全然口を開けてくれませんでした。
何回も「お口を開けてください」と言いましたが、
すぐまた閉じてしまい、困りました。スケーリング中は危ないですし、
施術に時間がかかったうえに、術野が見えなくて
すごくイラついてしまいました。
このようなとき、どうしたらよいのでしょうか？

 やめてほしいけれど……

　スケーラーなどの刃物を取り扱う私たちとしては、治療中にお口が閉じてしまうと施術しにくいですし、とても危険ですよね。「どうして口を開けてくれないの？」と、確かにイライラしてしまうかもしれません。
　しかし、視点を変えてみると、その患者さんは施術中、とても心地がよかったのかもしれません。少なくとも、不安や恐怖で緊張している状態ではなく、とてもリラックスしていたように思えます。そう考えると、少しイライラも収まりませんか？

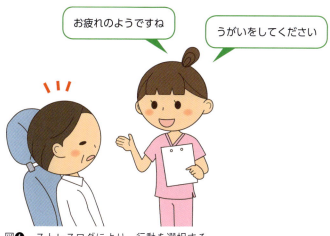

図❶　ストレスログにより、行動を選択する

💬 "行動のコントロール"を試みる

「リラックスしてくれているのかな？」、「仕事が忙しくて、疲れているのかな？」と視点を少し変えて、医療者側の許容範囲を広げてみると、怒りに振り回されずに対応できるようになります。

しかし、危険は回避しなければなりません。そこでストレスログで行動を選択してみましょう（P.39、表1参照）。

まず、自分自身がこの状況を変えられるかどうかを考えてみます。一度うがいをしてもらうためにユニットを起こしたり、「お疲れのようですね」と声をかけてコミュニケーションをとり、眠気を覚ますこともできそうです。また、開口器を使用するのも方法の一つです。

自分の行動によって変えられることがあれば、ぜひ挑戦してみてください（図1）。

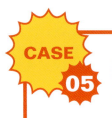

話が長く治療が進まない患者さんへの対応

CASE 05

> 半年ごとにメインテナンスに通院してくれる、
> とても感じのよい60代の女性患者さんがいます。
> メインテナンスの時間を30分でとっているのですが、
> いつも世間話がとても長く、15分はお話ししています。
> コミュニケーションの時間は大切にしたいのですが、
> メインテナンスの施術時間が15分しかないのには、とても困っています。
> どのように患者さんに伝えたらよいのでしょうか。

 関係を壊さずに思いを伝える

　たくさんお話ししてくださるということは、とてもよい関係を患者さんと築けているのですね（図1）。そんな関係を壊さないようにこちらの主張を伝えるには、アサーティブコミュニケーションが有効です。
　現状では、医療者側が非主張的になっており、一見相手を立てて尊重しているようですが、コミュニケーションの方法としてはストレスが溜まりやすいように思います。こういった非主張的なコミュニケーションのクセをもっていると、「なぜこの人はわかってくれないのだろう」と自分の思いを伝え損ない、我慢をし続けることに繋がりかねません。そうすることで、心の

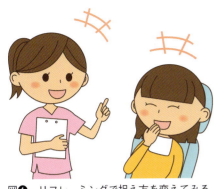

図❶　リフレーミングで捉え方を変えてみる

コップが水でいっぱいになって溢れてしまい、イライラしてしまうでしょう。

システム変更での対応も可能

　アサーティブコミュニケーションとは、お互いの主張や立場を大切にするコミュニケーション方法です。自分の思いをシンプルに伝え、相手の意見も尊重して歩み寄れれば、さらに信頼関係が深まると思います。
　たとえば、次のように伝えるのはどうでしょうか。
「本日は○時までアポイントの時間をとっています。（初めに終わりの時間を伝える）○○さんとお話しするのはとても楽しいのですが、メインテナンスをする時間が少なくなってしまうので、続きは施術が終わったら聞かせてくださいね！」
　また、システムを変更することで対応できるなら、お話しする時間を見越してアポイントを長めにとったり、15分でできなかったメインテナンスメニューを近々再来院してもらったりして、対応することも可能です。しかし、医院の方針や院長の考えもありますので、まずは院長やチーフスタッフに相談してみましょう。

CASE 06 休みがちな臨床実習生への対応

当院では臨床実習生を受け入れています。
真面目でよい人もいるのですが、よく休む人も少なくありません。
最近は、すぐ「体調不良で休みます」と連絡が来て、
まともに毎日来る学生はとても少ないように感じています。
「こんな状態で社会人になれるのか？」、「やる気はあるのか？」と、
とてもイライラしてしまいます。

 余計な問題は背負わない

　頻繁に休むのであれば、歯科衛生士として今後働いていけるのか、心配にもなりますね。ですが、この学生が休むことで、何か困ることがあるのでしょうか？　厳しいことをいうようですが、困るのは私たちではなく、学生本人です。

　自分以外の課題や問題を抱えてしまうことで、イライラしてしまっては身がもちません。「これは誰の問題なのか？」と、自分自身に問いかけてみましょう。背負わなくてもよい問題は、手放すことで余計なイライラに振り回されずに済みます。

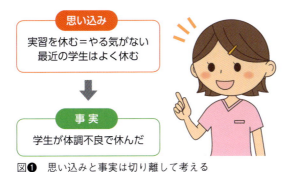

図❶　思い込みと事実は切り離して考える

思い込みや先入観を除き、事実だけにフォーカスする

　事実と思い込みを分けて考えることも、アンガーマネジメントの観点からは有効です。

　「最近の学生はよく休む」、あるいは「実習を休む＝やる気がない」という考えは、必ずしも正しいとはいえません。思い込みや先入観をもってしまうと、相手を受け入れられなくなってしまうこともあります。ここでいう事実とは、「学生が体調不良で休む」ということだけです（**図1**）。

　せっかく歯科衛生士を目指している学生です。私たちが歯科衛生士の先輩としてできることは、歯科医療業界で働く楽しさや、歯科衛生士という仕事のすばらしさ、やりがいを、実習をとおして感じてもらうことです。

　さらに踏み込んでコミュニケーションがとれれば、実習を休んでしまうことで後々どんなことに困るのか、社会人と学生はどこが違うのかなどを伝えて、気づきを与えることはできるかもしれません。

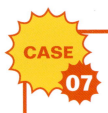

CASE 07 積極性がみられない臨床実習生への対応

当院では臨床実習生を受け入れているのですが、
どの学生もいつもボーっと立っているだけで積極性が感じられず、
何を学びたいのか、理解できません。
診療を見学するなら近くで見ればよいのに、遠くから眺めていたり、
アシスタントにつこうともしません。
いまどきの学生は、みんなそうなのでしょうか？

 「べきログ」で、怒りのクセや傾向を把握する

　せっかく臨床実習生を受け入れているのであれば、有意義な実習にしてあげたいですね。しかし、学生にやる気がないようにみえて、がっかりする気持ちもわかります。はたして、そう感じたときにどんな価値観が隠れているでしょうか。まずは、「べきログ」に取り組んでみましょう。
- アシスタントには積極的につくべき
- もっと近くで見学するべき
- 何を学びたいのか、明確にしておくべき

　怒りとうまく付き合うためには、このように怒りのクセや傾向を客観的に知ることがとても大切です。そして、その自分の価値観にこだわりすぎて、

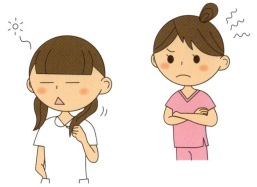

図❶　現状で決めつけず、まずは自分から声をかけてみよう

怒りをコントロールできない場合は、べきの境界線を広げるために思考を変えてみます。

学生に自分から声をかけてみる

　学生は初めて経験する歯科医院での実習で、どのくらい近くで見学してよいのかがわからないのかもしれません。また、過去にアシストについて怒られた経験があり、積極的になれないのかもしれません。このように少し思考を変えてみて、こちらから声をかけると、実習態度も変わる可能性があります（**図1**）。

「アシスタントについてよいので、バキュームを持ってみましょう」
「今日は何を学びたいですか？」
「口腔内が見える距離まで近づいて、大丈夫ですよ」

　現状だけをみて、「ボーっと立っているだけで、積極性がみられない」と決めつけるより、このように自分から声をかけることで、余計なイライラに振り回されなくて済むようになります。

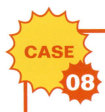

インカムで返事をしない スタッフへの対応

当院は規模が大きく、ユニットが10台あります。
そのため、スタッフはインカムを使用し、
診療がスムーズにいくように情報共有を行っています。
しかし、特定のスタッフがいつも返事をせず、毎回イライラしています。
聞こえているのかどうかもわからず、そのスタッフが返事をしないので
とても非効率的です。イライラするので直してもらいたいのですが、
どうしたらよいでしょうか。

 インカムの使用目的とルールを明確化する

　最近、インカムを使用している歯科医院が増えているようです。インカムの使用は、利点もあれば欠点もあるでしょう。医院として、どのようなルールで使用するのかを明確にしておかないと、スタッフがそれぞれの価値観で使用してしまい、このような意識の差が生まれてしまうのかもしれません。
　院内で、「なぜインカムを使用しているのか？」という目的を共通認識としておくとともに、返事がないとなぜ困るのか、その理由も改めて伝える必要がありそうです。

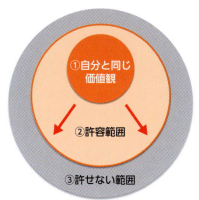

図❶　許容範囲を広げる努力をすると、イライラを回避しやすくなる

 枠を広げる努力でイライラを回避

　毎回返事がないと、「わざと返事をしていないのではないか？」と考えてしまいがちです。しかし、「もしかしたら、インカムが壊れているのかもしれない」、「私だけ聞こえなかったのかもしれない」、「返事ができない状況だったのかもしれない」など、**図1**の②の枠を広げる努力をするだけで、イライラしなくなるかもしれません。

　また、何度も返事がないのが続いて困っている場合は、本人に改善してほしいと伝えてみましょう。その際は、アサーティブコミュニケーションを用い、お互いの主張や意見を尊重した伝え方を心がけてみてください。

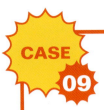

CASE 09 悪口を言うスタッフへの対応

3年目の歯科衛生士です。
医院には8年目と10年目になる先輩歯科衛生士がいるのですが、
その場にいない院長やスタッフの悪口をいつも言っています。
私はそれを聞くとイライラするし、とても嫌な気持ちになります。
そして、自分もいないところで言われているのではないかと
不安な気持ちにもなります。アンガーマネジメントの観点から、
どのように考えたら自分が楽になれるのでしょうか？

 怒りに振り回されない方法を選択する

　人（他人）の悪口を聞かされるのは、よい気分ではありません。怒りは周囲の人たちに伝染しやすいという特徴があります（**図1**）。このように、自分の周りの人たちが怒りやイライラを感じ、それを言葉などで表現することにより、怒りの強いエネルギーが伝染しているように思います。

　また、気の弱いスタッフだと、たとえ自分が同じように思っていなくても先輩のいう悪口に同調してしまったり、偶然聞いてしまった本人が傷ついたりなど、人間関係に悪影響を及ぼす可能性もあります。

　「人の悪口を言うのはよくない」という道徳やモラルの観点で物事を考えた

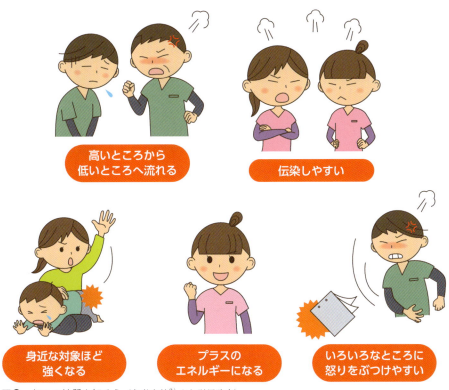

図❶　怒りの性質を知ろう（参考文献[2]より引用改変）

際に、アサーティブコミュニケーション（P.52〜55参照）を用いて、「先輩、人の悪口はやめてもらえますか？　そういうことを聞くのはつらいです」と相手に伝えることも一つの選択です。しかし、相手を尊重しつつ自分の気持ちを伝えることは、アンガーマネジメント的に有効ですが、実際に先輩に対してそのように言える方は少ないのではないでしょうか？

　アンガーマネジメントで大切なのは、道徳やモラルの観点で考えた際に、正しい行動をするということではなく、自分が怒りに振り回されない方法を

選択することです。

 ### ストレスを客観視する

どうしても怒りやイライラを感じてしまうときに、それに対して自分がどのように行動すべきかを整理して考えることのできる、ストレスログというものがあります（P.39、表1参照）。

アンガーマネジメントは、あくまでも自分自身の思考や行動をコントロールし、後悔のない怒りを表現することが目的です。したがって、怒りの原因であると考える相手を変えようとすることではありません（そもそも怒りの原因は"誰か"でも、"何か"でもなく、自分の中にある"○○するべき"という価値観です）。自分がストレスに感じていることを客観的に捉えて、そこからどう行動するかを考えていきましょう。

自分で変えられること、変えられないこと。または重要か、重要ではないかのマトリクスに当てはめて客観的に認識することで、解決の糸口が見えてきます。

もし、自分の行動によって状況を変えられる場合は、先輩が悪口を言い出したときに、「そういえば……」と話題を変えるのも、具体的な行動としてよいと思います。また、状況を変えられないと判断した場合は、その場を離れ、悪口を聞かないようにすることも、よい選択の一つでしょう。

 ### 他人の評価を気にしない

いつも悪口を言う人がいると、「自分も悪口を言われているのではないか？」と心配になる気持ちは、とても理解できます。しかし、実際に悪口を言われているのかわからないのに、悩む必要はまったくありません。悩むことで、心のコップに悲しい・つらい・苦しいなどの第一次感情（P.74〜77参照）が溢れてしまいます。

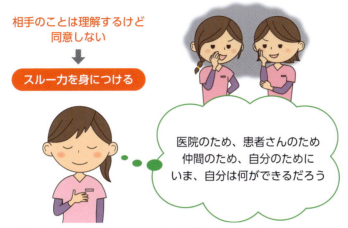

図❷　他人の評価を気にしない（参考文献[9]より引用改変）

　たとえ悪口を言われていたとしても、自分がいまやるべきことに注力し、目の前の患者さんや一緒に働く人のために全力を尽くしていれば、周りの戯言など気にならなくなるものです（言わせておけばよいのです：図2）。その貢献が自分の自信にも繋がり、他人の怒りやイライラに振り回されることなく充実感をもたらしてくれます。

　どこかで怒りの連鎖をストップさせなくてはいけないとしたら、他人に期待するのではなく、まずは自分から行動していきましょう。

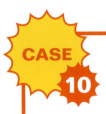

CASE 10 スタッフルームを汚すスタッフへの対応

> 私は、スタッフルームを汚く使う人にとても腹が立ちます。
> 食べたものは出しっ放し、食べたお菓子のゴミはそのまま、
> 飲んだコップも置きっ放しのままで、いつも片づけるのは私です。
> どうして出したものは片づける、ゴミはゴミ箱に捨てるなど、
> 当たり前のことができないのか、理解できません。

 価値観は人それぞれ

「○○するべき」、「○○して当たり前」というのは、自分自身の価値観です。怒りというのは、自分以外の誰かや、何かのせいで感じるものではなく、自分自身の価値観（理想）と現実にギャップが生じたときに感じるものだと、本書でお伝えしてきました。

たくさん人がいると、同じ価値観の人ばかりではありません。ですから、食べたお菓子のゴミはそのまま、飲んだコップも置きっ放しでも気にならない人がいるのも事実です。

では、どのようにアンガーマネジメントするとよいのでしょうか。ここでは、ストレスログを使って行動を決めていくのが効果的だと思います（図1）。

変えられる （コントロール可能）	変えられない （コントロール不可能）
重要 掃除当番を決める 具体的なルールを決めるなど	**重要** 自分が片付ける
重要ではない 掃除当番を決める 具体的なルールを決めるなど しかし優先順位は低い	**重要ではない** 見て見ぬ振りをする 気にしない

図❶　ストレスログをもとに行動を決める

ストレスログで行動を選択する

　もしスタッフルームが汚く使われている現状が、自分にとってコントロール可能で重要と判断した場合には、いつまでにどの程度変わっていたら満足するかを考えます。方法としては、「掃除当番を決める」、「コップはすぐに片づけるなどの具体的な決まりを作る」、「きれいなスタッフルームの写真を撮り、必ずこの状態にして帰るとルール決めをする」などです。

　また、もし重要なことだけれど変えられないと判断したら、いままでどおり自分が気づいたときに片づけるという選択をするかもしれませんし、見て見ぬ振りをすることも選ぶかもしれません。

　以上の４つのどこに振り分けるかに、正解・不正解はありません。しかし、確かにスタッフルームは共有スペースであり、みんなが気持ちよく使える状態にしておきたいものです。こういった環境が、治療や医院の雰囲気に直結するとも考えられますので、ぜひ「自分ばかりが……」と被害者意識を抱えて一人で悩むのではなく、前向きにみんなで話し合い、協力して環境を整えていけるとよいですね。

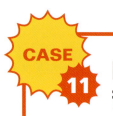

LINEやSNSでのやり取りを苦痛に感じるときの対応

当院はスタッフ同士の仲がよく、休みの日にも連絡を取り合っています。
LINEの連絡先は全員が知っていて、医院のLINEグループもあります。
しかし、私は休みの日まで連絡を取り合うことが好きではありません。
スタッフが嫌いというわけではないのですが、
LINEやSNSのやり取りがとても苦痛です。どうしたらよいでしょうか。

 自分の考えを正直に伝える

　LINEやFacebookなどのソーシャルネットワークサービス（SNS）の普及により、気軽に連絡を取り合えるようになって便利な世の中になりました。反面、このようにプライベートな時間を、LINEなどのやり取りに割かなければならないことも少なくありません。「既読スルー」や、「"いいね！"を押してくれない」などの理由で不必要にイライラしたり、周りの評価を気にしたりしていては、本来なら便利であるはずのものも、苦痛になってしまいます（図1）。

　自分のプライベートな時間を穏やかに楽しくすごすために、自分の考えをスタッフに伝えてみてはいかがでしょうか。「もしそれでよい関係性が壊れてしまったら……」、「これからも働き続けたい職場なのに、居づらくなった

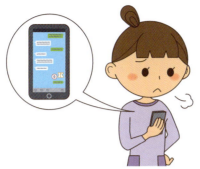

図❶　休みの日にもスタッフと LINE などでやり取りするのを苦痛に感じることも……

らどうしよう……」などと、心配になるかもしれません。しかし、それは思い込みにすぎず、実際に関係性が悪くなるかどうかはわかりません。また、自分の気持ちを押し殺してすごしていることで、心のコップに水が溜まり、プライベートの楽しい時間さえも誰かに八つ当たりしてしまったり、ちょっとしたことでイライラしてしまったりするかもしれません。

返信できないことをあらかじめ伝える

　スタッフには、休みの日に連絡をとることで、プライベートと仕事のオン・オフの切り替えが上手にできなくて困っていると伝えましょう。そのうえで、まったく連絡をとらないのが難しければ、「出かけるので、○時からは返信できません」、「その件については、明日職場でお伝えしますね」などと、前もって伝えておくのもよいかもしれません。

　返信をしなくても、ある程度許容される環境を作り、また職場で顔を合わせてコミュニケーションをとる時間を大切にできれば、関係性が悪くなることもなく、自分の考えをスタッフに理解してもらえるのではないでしょうか。

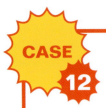

CASE 12 服装やメイクが派手なスタッフへの対応

私は医療人として、自然で清潔感のあるメイクや服装といった見た目がとても大切だと考えています。しかし、いつも濃いメイク、つけまつげ、エクステ、茶髪で巻き髪のスタッフがいます。とても歯科衛生士とは思えないのですが、院長も見て見ぬ振りで困っています。
医療人として、相応しい身だしなみで仕事をしてもらうには、どうしたらよいでしょうか。

 ### 医療人としてあるべき姿は……

　自分が患者さんの立場であった場合、やはり派手な格好の歯科衛生士よりは、ナチュラルメイクで清潔感のある歯科衛生士に診てもらいたいと思います。また、衛生の観点からも、あまり濃い化粧は医療に適していないと考えられます。しかし、このような考えさえも、筆者の価値観なのです。

 ### 具体的に示す

　ここで注意しなければならないのは、「医療人として相応しい身だしなみとは、どういう格好なのか？」という認識が、人それぞれ違うということです。「黒髪じゃないとダメ」と考える人もいれば、「茶髪でも、きちんとまと

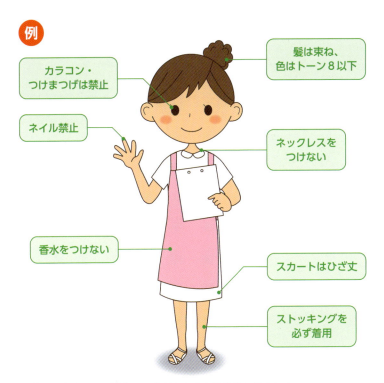

図❶　医療人として相応しい身だしなみを具体的に示すとよい

めていれば問題ない」と考える人もいるでしょう。私たちが「常識」、「当たり前」と思っていても、相手にとってはそうではない場合があります。

　曖昧な表現で指摘するのではなく、「ナチュラルメイク」、「清潔感のある見た目」、「医療人として相応しい身だしなみ」とは、具体的にどのような格好なのかを示す必要がありそうです（図1）。そうすることで、ただ見た目を直すだけではなく、なぜ身だしなみを統一する必要があるのか、その目的は何なのかを、院長を含めて医院全体で考えるよいきっかけになるかもしれません。

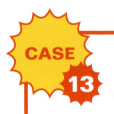

CASE 13 「練習します！」と返事ばかりよく、何もしないスタッフへの対応

> 2年目の歯科衛生士が、いつまで経ってもTECを作れず、
> 「いつになったら作れるようになるの？」と尋ねたところ、
> 「練習します！ 頑張ります！」と口ばっかりで、
> 練習している様子もありません。いい加減、指摘するのも
> 嫌になってきました。どうすべきでしょうか。

 まずは認識を一致させる

　歯科衛生士2年目であれば、TECの作製はある程度できるようになっていてほしいですね。しかし、その"ある程度"とは、どのくらいなのでしょうか。私たちが求めるようなレベルと、その2年目の歯科衛生士が考えているスキルのレベルが一致しているでしょうか。

　まずは、医院側が個々のスタッフにどのくらいのレベルを求めているのかをしっかり伝え、理解してもらいましょう。そして、それを達成するためには、具体的にどのような行動が必要なのかを考えていくことが大切です。

 理想と現実のギャップをどう埋めるか、具体的に決める

　このようなときは、スケーリングクエスチョンが役に立ちます（図1）。

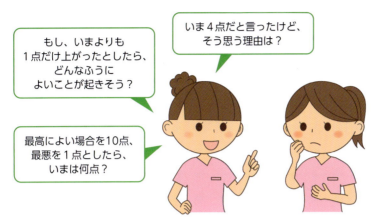

図❶　スケーリングクエスチョンを応用すれば、着実に成長するのをサポートできる

「理想の状態が10点だとして、いまが4点。あと1点上げるためには、何をしたらよいと思う？」

　上記のように、理想と現実のギャップを認識し、それを埋めるための具体的な行動を決めることで、着実に一歩ずつ成長していきます。

「練習をする」という抽象的な表現ではなく、もっと具体的に、「いつ、どこで、誰と、どのように練習をするのか？」、「それによって得られる効果はどんなものか？」まで、一緒に考えていくことが重要です。

「なぜ私がそこまでしなければならないの？」という心の声が聞こえるかもしれません。アンガーマネジメントは、相手を変えさせようとすることではなく、自分自身が変えられる部分を変化させ、対応していくことがポイントです。それを理解できたら、指導者として自分が成長しているといえるでしょう。

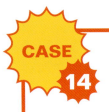

注意すると、ふてくされる スタッフへの対応

> 仕事中に私語ばかりする後輩スタッフがいます。
> 全然手が動いておらず、早く帰りたいのになかなか仕事が終わりません。
> 「おしゃべりばかりしていないで、仕事をしようよ！」と声をかけたところ、
> 返事もせずにふてくされた態度をとり、とても感じが悪かったです。
> 注意しないほうがよかったのでしょうか？

　一生懸命に仕事をして遅いのと、私語をして遅いのとでは、雲泥の差がありますね。ここでのポイントは2つだと思います。すなわち、「おしゃべりしているスタッフは、本当に仕事に関係のない私語をしていたのか？」と、「お互いの関係性はどうだったのか？」です。

話の内容は？

　端から見ていれば楽しそうにおしゃべりしているように見えても、仕事の話をしていたのかもしれません。時には、くだらないことを話している場合もあるでしょう。しかし、もし仕事の話をしていたのに、まるで仕事をしていないかのように叱られたら、相手も気分を悪くするかもしれません。頭ごなしに叱る前に、まずはどんな内容の話をしているのか現状を把握し、もし注意する必要があれば、「仕事に集中しよう！」と声をかけるとよいでしょう。

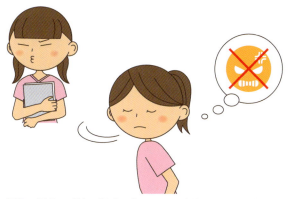

図❶　相手の感情は相手のもの。ふてくされていることには目を向けない

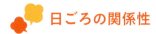日ごろの関係性

　普段、仕事をしているなかで、叱る側と叱られる側の2人がどんな関係性かも、とても重要です。叱る側には、人間性が求められます。「この人に叱られるのは仕方がないけれど、あの人には言われたくない！」という気持ちを、誰しも感じたことがあるのではないでしょうか。叱る・叱られる間で信頼関係があるかどうかが、叱る側の指摘を叱られる側が素直に受け入れられるかを左右します。

　ここで、自分の仕事、あるいは部下に対して、自らのあり方はどうだったのかを俯瞰して考えられる人は、必ず自己成長に繋がります。

　どちらにしても、相手の感情は相手のもの。ふてくされていることには目を向けず、自分が相手の感情に振り回されないようにしましょう（図1）。

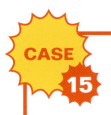

言いわけばかりで謝らない
スタッフへの対応

> 先日、使おうとした歯科材料の在庫が切れていました。
> 当院では、最後に使用した人が発注するようにしていますが、
> それが行われていなかったようです。
> 最後に使ったスタッフにそのことを指摘すると、言いわけばかりで
> 自分が悪いと思っていないような態度をとり、とても困っています。

　歯科材料の在庫がなくなり、診療が滞ってしまうことは、誰しも経験があるでしょう。管理方法は、医院によってさまざまですが、最後に使用したスタッフが発注をかけるとルール化していても、人的なミスによってこのような事態が起こることは予測されます。
　このケースのように、相手が言いわけばかりで、自分が悪いと思っていないような場合、どのように相手に伝えて改善を促すのが効果的なのか、アンガーマネジメントの観点から考えてみます。

相手を追及する姿勢や人格否定はNG

　5章でもお伝えしたとおり、叱り方にもコツがあります。
　「なぜこんなこともできないの？」とミスの原因を追及するような言い方をしてしまうと、相手は言いわけを考え始めてしまいます。また、「あなたは

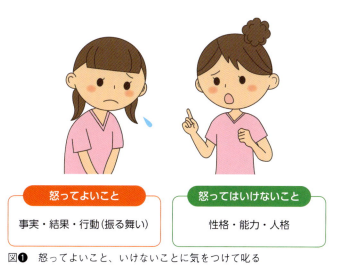

図❶　怒ってよいこと、いけないことに気をつけて叱る

いつもそうだよね！　だらしないよ！」と人格を否定してしまうような言い方をしても、相手が聞く耳をもってくれなくなるでしょう（図1）。

 解決志向で考えよう

　まず、何について叱っているのか、どのように改善していきたいと考えているのかを、端的に伝えます。叱っているうちに本題から逸れてしまったり、説教のように長時間かけて叱ったり、アドバイスを長々としたりしてしまうのは、効果的ではありません。

　相手に何かしら事情があったのなら、それに耳を傾け、次のチャンスを与えましょう。そうすることで、ただ自分の感情だけで叱っているのではなく、相手の成長を願って期待していることが相手に伝わりやすくなります。

　「なぜ、どうして？」ではなく、「どのようにしたら」と解決志向で考え、同じミスを繰り返さないようにすることが大切です。

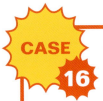

CASE 16 スタッフに八つ当たりする院長への対応

先日、院長のアシスタントをしていたら、
診療準備に不備があり、診療がスムーズに進みませんでした。
院長は次第にイライラし始めて、あからさまに足音を立てて歩いたり、
グローブをゴミ箱に投げつけたりと、八つ当たりをしてきました。
確かに私も悪いかもしれませんが、
そんなふうに感情をまる出しにされたら、仕事がやりにくいです。

 自分にできることをしているか？

　院長がイライラを表に出し、スタッフがそれに振り回されている歯科医院は、患者さんにとっても居心地のよいものではありません。確かにイライラした感情を表に出し、八つ当たりすることはよいことではありません。しかし、「相手が悪い。こちらは悪くない」、「院長の態度を直してほしい！」と願う前に、自分ができることもあるのではないでしょうか（図1）。
　たとえば、「明るく元気な挨拶をしているか」、「診療準備の不備はないか」、「わからないことは勉強して学ぶ姿勢でいるか」など、まずは自分自身が相手の感情に振り回されることなく、最大限のパフォーマンスを発揮できる努力や行動をしているかを、客観的に振り返ってみてください。

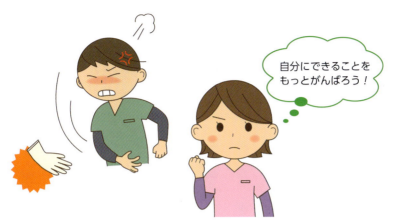

図❶　相手の感情に振り回されず、自分にできることをする

感情のコントロールは誰のため？

　決して、相手の機嫌をとるために、あるいは相手を怒らせないようにするために、前述のような努力や行動をするのではありません。自分が周りに振り回されることなく、感情をコントロールするのは、来院する患者さんによりよい診療を提供して貢献するためであり、自分の成長に欠かせない思考・行動です。

　相手の感情は相手のものです。それを私たちが背負う必要はまったくないのです。

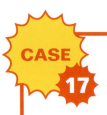

CASE 17 患者さんを待たせる歯科医師への対応

当院の院長は、患者さんがいない時間は院長室にこもって出てきません。
それだけならまだしも、患者さんが来ても、
しばらく出てこないこともあり、たいへん困っています。
患者さんが来て私たちスタッフが院長を呼びに行くと、
「もう少ししたら行く」と言います。
待たせている患者さんにも申し訳ないですし、
そんな院長の態度がとても腹立たしいです。
どのように怒りをコントロールしたらよいでしょうか？

 ### 三重丸で思考のコントロール

　患者さんを待たせているとなると、スタッフとしては気が気ではないですよね。しかし、院長に怒りを感じた際にやってはいけないことがあります。それは「反射」です。ここでいう「反射」とは、「売り言葉に買い言葉」のように、すぐに言い返したり、やり返したりすることを指します。相手は院長ですから、みなさんもすぐに怒りを表に出すようなことはせず、ぐっと飲み込んで、衝動（反射）のコントロールをしていると思います。
　次に必要なのは、思考のコントロールです。思考のコントロールは三重丸

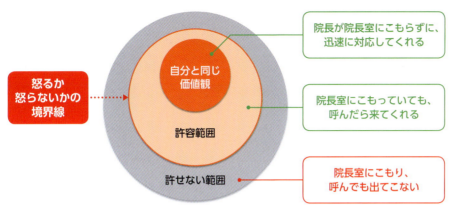

図❶　価値観と怒るか怒らないかの境界線

で考え（P.19、図1参照）、怒るか怒らないかの境界線を明確にして、怒る必要のあることは上手に怒り、怒る必要のないことには怒らないという選択をする。つまり、怒りによって後悔しないようにするということです（図1）。

　私たちを怒らせるものの正体は、「何か」でも、「誰か」でも、「出来事」でもなく、「○○するべき」などの、自分が大切にしている「価値観」です。それでは、冒頭の内容ではどのような価値観があり、怒りに繋がったといえるでしょうか。

「院長は院長室に引きこもるべきではない」、「患者さんは待たせるべきではない」、「患者さんが来たら迅速に対応するべき」などが考えられ、その理想と現実にギャップが生じたときに、怒りは生まれます。

　しかし、許せないと思っていた状況に、もし何らかの条件が重なった場合はどうでしょう。「院長は具合が悪いのかもしれない」、「誰かに急ぎの連絡をしなければならない状況かもしれない」、「院長の仕事は治療以外にもたくさんあってたいへんなのだろう」といったように、少し思考の幅を広げるだけで、三重丸の②である許容範囲が広くなると思いませんか（図2）？

「院長は具合が悪いのかもしれない」
「誰かに急ぎの連絡をしなければならない状況かもしれない」
「院長の仕事は治療以外にもたくさんあって、たいへんなのだろう」

図❷　何かしら条件が加わると、②の許容範囲の枠が広がる

　思考が凝り固まってしまうとなかなか他人を許せなくなり、自分自身の心が苦しくなってしまいます。怒りを我慢して無理にコントロールするのではなく、怒りに振り回されず、自分の心を乱さないためにも、いろいろな視点で考える癖を身につけましょう。

いま、できることに目を向ける

　さまざまな場面で、「ピンチをチャンスに変える」という言葉が使われます。たとえピンチの状況であっても、見方によってそれはチャンスとなり得るのです。それでは、院長がなかなか院長室から出てこずに、患者さんを待たせてしまっているというピンチの場面をチャンスに変えるとしたら、どのようなことを思い浮かべるでしょうか。

　私たちがイライラしながら、ただ患者さんを待たせているだけだとしたら、それはとてももったいないことです。いま、この状況下で自分ができること

は何だろうか、と考えてみましょう。

　たとえば、待たせているだけの時間を、患者さんとのコミュニケーションの時間に活用するのはいかがでしょうか。患者さん自身のデンタルIQを高められるような知識をお伝えすれば、その時間を有効活用できそうです。また、世間話もとても大切です。歯科衛生士のみなさんなら共感していただけると思いますが、私たちは患者さんとコミュケーションをとることで、やりがいを感じたり、癒されたりすることがあります。そして、その時間は患者さんにとってもただの待ち時間ではなく、意味のある時間となるはずです。

　それにより、「いつも待たされる歯医者」ではなく、「いつも笑顔で話しかけてくれる歯科衛生士さんがいる歯医者」、「行くのが楽しみな歯医者」になり得るかもしれません。すべての出来事は自身の意味づけ次第で捉え方が変わります。マイナスな面ばかりが見えているときに、「もしプラスに変換できるとしたら、何が考えられるだろう」、「自分にできることは何だろう」と考えることは、アンガーマネジメントの観点からも、とても有効です。

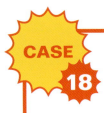

CASE 18 子どもが泣きわめき、言うことを聞かないときの対応

> 私は子どもが苦手です。歯医者嫌いの子どもも多く、
> まだ何もしていないのに、大きな声で泣いたりわめいたりします。
> どのように対応してよいかわからず、
> また思うように診療が進まないので、イライラしてしまいます。

 小さな子どもは非言語的な情報に敏感

　小児患者さんへの対応は、得意・不得意があるかもしれません。しかし、誰もが最初から上手に対応できるものでもないと思います。よい意味で、小さな子どもに対する"慣れ"も必要かもしれません。

　喜怒哀楽の感情は連鎖していきます。とくに、まだ言葉を自由に遣って自らの意思や感情を伝えられない小さな子どもは、私たちの雰囲気や表情、声のトーンといった非言語的な情報から何かしら感じ取り、不安や緊張を募らせているのかもしれません。

 "プレイロール"で模倣する

　あなたの周りに、小児患者さんへの対応が上手で、見本となるスタッフはいませんか？　その人と自分の違いはどこにあるのでしょうか。

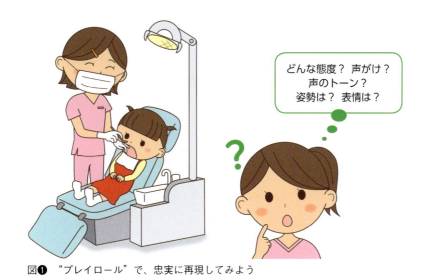

図❶ "プレイロール"で、忠実に再現してみよう

　怒りを感じにくくなる体質改善の方法の一つに、"プレイロール"があります。プレイロールとは、理想の人を演じるという方法です（詳細はP.69参照）。

　自分が理想的だと考えるスタッフの対応の仕方を、よく観察してみてください（図1）。どんな振る舞いをしているか、どんな声がけをしているか、さらには感覚や価値観、行動、考え方、姿勢、習慣などに至るまで、どんなことも忠実に再現してみましょう。そのような経験を積み重ねていくことで、自分が苦手だと思っていた小児患者さんへの対応もうまくなり、イライラせずに自信をもって対応できるようになります。

おわりに

　本書を最後までお読みいただき、ありがとうございました。
　私は、アンガーマネジメントとの出合いをいまでも鮮明に覚えています。
　歯科衛生士の仕事と育児の両立で忙しかったのか、私は日ごろからイライラすることが多く、その感情をうまく表現できずに、自分を責めて悩んでいる時期がありました。どうやって解消したらよいかわからず、インターネットで「怒り」と検索したのがきっかけで、アンガーマネジメントの存在を知りました。すぐに日本アンガーマネジメント協会のホームページに辿り着き、アンガーマネジメント入門講座への参加を申し込みました。
　それまでの私は、「自分以外の誰かや環境が悪いから、私がイライラしている！」と思っていましたが、実はそうではないということを知り、とても驚きました。それと同時に、イライラしてすごすのか、笑顔で楽しくすごすのかは、自分自身が決められることにも気がつきました。

　最初は自分自身の学びであったアンガーマネジメントも、その効果を実感すると、歯科医院でのコミュニケーションにも活かしたいという想いが強くなりました。
　私は歯科医療業界がとても好きです。歯科衛生士という職業に誇りをもっていますし、一緒に働く歯科医師・歯科技工士・歯科助手・歯科受付・事務長なども、やりがいのあるすばらしい職業だと思っています。しかし、これらは離職率の高い職業で、いつも残念に思っていました。
　「こんなに楽しくやりがいのある職業なのに、どうして辞めていってしまうのか。その原因は何なのか」を考えているうちに、「アンガーマネジメントの概念が歯科医療業界に

浸透していけば、もしかしたら離職を防げるかもしれない！」と思うようになりました。

　日本アンガーマネジメント協会の理念は、「怒りの連鎖を断ち切ろう」です。怒りの上手な表現方法を知り、怒りに振り回されない自分を手に入れて、怒りの連鎖を断ち切ることができれば、このすばらしい職業を捨て去っていく人が減るのではないでしょうか。私はこれからも歯科衛生士として、またアンガーマネジメントコンサルタントとして、歯科医療業界にかかわるみなさんに、アンガーマネジメントを知ってもらえる活動をしていきたいと考えています。

　本書を執筆するにあたり、いつもご指導いただいている日本アンガーマネジメント協会代表理事・安藤俊介さん、アンガーマネジメントファシリテーターのみなさまに、この場を借りてお礼を申し上げます。また、私の活動をいつも応援して励ましてくれる医療法人社団一心会 理事長・青木一太先生をはじめ、一緒に働いている大好きな歯科医師・スタッフのみなさま、株式会社RESQOLのみなさま、そして今回の書籍についてアドバイスをしてくれたMOCAL株式会社・白川進也さん、編集に力を注いでくださいました株式会社デンタルダイヤモンド社のみなさまに、心から感謝いたします。

　最後に、私のよき理解者である両親と、私を支えてくれている子どもたち、あなたたちの支えがなければいまの私はいませんし、本書は形になっていなかったと思います。本当にありがとう。

2018年3月
浅野弥生

―――― 参考文献 ――――

1）一般社団法人日本アンガーマネジメント協会：アンガーマネジメントファシリテーター養成講座テキスト．
2）安藤俊介（監）:今日から使えるアンガーマネジメント 怒らず伝える技術．ナツメ社，東京，2016．
3）戸田久実：いつも怒っている人もうまく怒れない人も 図解アンガーマネジメント．安藤俊介（監），かんき出版，東京，2016．
4）戸田久実：アンガーマネジメント 怒らない伝え方．かんき出版，東京，2015．
5）安藤俊介：はじめての「アンガーマネジメント」実践ブック．ディスカヴァー・トゥエンティワン，東京，2016．
6）戸田久実，他：マンガでやさしくわかるアンガーマネジメント．日本能率協会マネジメントセンター，東京，2016．
7）安藤俊介：アンガーマネジメント 叱り方の教科書．総合科学出版，東京，2017．
8）竹内幸子：相手をイラつかせない怒らせない話し方と聞き方のルール．かんき出版，東京，2014．
9）安藤俊介：イラッとしない思考術．KKベストセラーズ，東京，2014．
10）篠 真希，長縄史子：イラスト版 子どものアンガーマネジメント―怒りをコントロールする43のスキル．日本アンガーマネジメント協会（監），合同出版，東京，2015．
11）小林浩志：パワハラ防止のためのアンガーマネジメント入門．東洋経済新報社，東京，2014．
12）安藤俊介：この怒りなんとかして‼と思ったら読む本．リベラル社，愛知，2015．
13）平木典子：改訂版 アサーショントレーニング さわやかな自己表現のために．金子書房，東京，2009．
14）安藤俊介：怒りに負ける人、怒りを生かす人．朝日新聞出版，東京，2016．
15）日本アンガーマネジメント協会ファシリテーター：ナースのイラッ！ムカッ！ブチッ！の解消法59例．安藤俊介（監），日総研出版，東京，2013．

＊本書中の図表は、一般社団法人日本アンガーマネジメント協会の許可を得て使用しています。

● 著者プロフィール

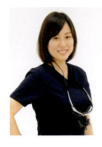

浅野弥生（あさの やよい）

2006年	池見札幌歯科衛生士専門学校 卒業
2006年〜	札幌市内歯科医院勤務
2011年〜	医療法人社団一心会 新札幌いった歯科 勤務

北海道札幌市内の歯科医院に在籍し、現在東京に1医院・札幌に3医院の歯科医院を経営している医療法人社団一心会の歯科衛生士主任として、外来診療やスタッフ教育、マネジメント業務を行っている。

- 一般社団法人日本アンガーマネジメント協会認定アンガーマネジメントコンサルタント™
- 一般社団法人日本アンガーマネジメント協会認定キッズインストラクター™
- 日本臨床歯周病学会認定歯科衛生士
- 米国NLP™協会認定NLPプラクティショナー
- Study Group Lien 副代表

【Blog】
歯科衛生士 浅野弥生のアンガーマネジメント手帖
https://ameblo.jp/angermanagement-1005

【Facebook】
https://www.facebook.com/yayoi.asano.5

歯科医院のイライラによく効くアンガーマネジメント
誰でもすぐにできる48のメソッド

発行日	2018年4月1日	第1版第1刷
	2018年7月30日	第1版第2刷
著 者	浅野弥生	
発行人	濱野 優	
発行所	株式会社デンタルダイヤモンド社	
	〒113-0033 東京都文京区本郷3-2-15 新興ビル	
	電話＝03-6801-5810 (代)	
	https://www.dental-diamond.co.jp/	
	振替口座＝00160-3-10768	
印刷所	能登印刷株式会社	

ⓒ Yayoi ASANO, 2018

落丁、乱丁本はお取り替えいたします

- 本書の複製権・翻訳権・上映権・譲渡権・公衆送信権（送信可能化権を含む）は㈱デンタルダイヤモンド社が保有します。
- JCOPY 〈(社)出版者著作権管理機構 委託出版物〉

本書の無断複写は著作権法上での例外を除き禁じられています。複写される場合は、そのつど事前に(社)出版者著作権管理機構（TEL:03-3513-6969、FAX:03-3513-6979、e-mail:info@jcopy.or.jp）の許諾を得てください。